PSYCHOPATHIE SEXUELLE

DE

L'ONANISME

CHEZ LA FEMME

SES FORMES

Ses Causes, ses Signes, ses Conséquences et son Traitement

PAR

LE Dr POUILLET

SEPTIÈME ÉDITION

PARIS

VIGOT FRÈRES ÉDITEURS

10, RUE MONSIEUR-LE-PRINCE, 10

1897

DE

L'ONANISME

CHEZ

LA FEMME

PSYCHOPATHIE SEXUELLE

I

DE

L'ONANISME

CHEZ

LA FEMME

SEPTIÈME ÉDITION

PARIS

LIBRAIRIE VIGOT FRÈRES

10, RUE MONSIEUR-LE-PRINCE, 10

1897

PRÉFACE

DE LA

SEPTIÈME ÉDITION

Il est des vices dont beaucoup de gens savent l'existence, sans se douter que ce sont des vices : il est des vices qui courent la rue, qu'un grand nombre de médecins, sinon tous, connaissent, dont ils entendent parler et parlent à chaque instant, qu'ils rencontrent fréquemment, comme causes de maladie dans leur clientèle, quand ils veulent se donner la peine d'observer un peu et d'aller au fond des choses ; et cependant il est assez rare de voir paraître des notes ou des mémoires qui les concernent ou les décrivent.

Les vices génitaux sont dans ce cas.

Il semble qu'une entente générale relie entre eux tous les praticiens, pour les empêcher d'émettre au grand jour de la publicité ce qu'ils ont appris sur ces matières.

On écrit beaucoup trop sur toutes choses et pas assez là dessus.

Nous parlons des modernes et des contemporains ; car les anciens, qui dans leur langage n'hésitaient point à donner la note juste, à employer le mot vrai et cru, ne se sont pas fait faute de flageller de lanières sanglantes les cynèdes, les tribades et les sodomites. Tous les satiriques latins ont donné cours à leur verve mordante en décrivant les mœurs, dépravées à l'extrème d'une époque de décadence, où la jouissance physique sous toutes ses formes, naturelles ou bestiales, était le but suprême d'une société blasée, qui paraît avoir été sous l'influence dominante d'une sorte de constitution érotique.

On admire le courage de ces écrivains, mais on ne les imite pas ; et pourtant qui oserait dire, s'il est franc et impartial, que la période que nous traversons n'est pas l'analogue de celle dont nous parlions plus haut ?

Les temps héroïques sont loin de nous ! On dirait que, avec la civilisation, la lubricité marche de pair sur la voie progressive de l'humanité, tant est irrésistible l'âcre besoin de volupté qui nous torture, tant est insatiable le délirant désir d'amours qui nous tord sous sa puissante étreinte !

Tout moyen est bon qui fournit le résultat voulu,
a dit Machiavel avec le cynisme de celui qui connaît bien les hommes : son terrible aphorisme a
trouvé son application génitale ; et, à cette heure,
hommes, femmes, jeunes gens et enfants des deux
sexes le mettent à profit au détriment de leur intelligence, au détriment de leur santé, au détriment
de leur pays, au détriment de la race humaine.

Arrière les pseudo-philosophes, qui voient tout à
travers une nuée rose, et pour qui tout est pour le
mieux dans le meilleur des mondes ! Arrière les
penseurs à idées étroites et mesquines qui craignent
d'effaroucher les oreilles des assassins en leur
parlant de meurtre, et les oreilles des voleurs en
leur parlant de vol ! Laissons croupir ces sophistes
dans leur abrutissement et leur nihilisme !

Si les moralistes oublient leur devoir ; ou si,
possédés par une délicatesse virginale, ils ont peur
de montrer sa turpitude à la société actuelle ; si les
satiriques font défaut ou n'osent appeler les choses
par leurs noms, de crainte d'être taxés d'immoralité
ou d'être, eux les chastes, montrés au doigt par les
impurs, que les médecins lèvent alors le drapeau
d'alarme et jettent à la foule des vicieux le *Mané,
thécel, pharès* qui, peut-être, ramènera dans la
bonne voie quelques tristes égarés.

La morale n'est pas du ressort de la médecine, il est vrai, mais le corps et l'intelligence nous appartiennent ; or les vices génitaux s'attaquent à la santé corporelle et à la santé intellectuelle, et notre conscience nous ordonne d'y veiller.

. . . .

Jusqu'ici personne n'avait envisagé l'onanisme ailleurs que chez l'homme ; à peine si par hasard on rencontre dans les auteurs quelques observations qui ont trait à la femme. Pourquoi ce silence ? La femme serait-elle moins sujette à la passion manuelle que l'homme ?

C'était là une lacune à combler et un problème à résoudre. Nous tentâmes de le faire sans idée préconçue et sans parti pris. Le résultat de nos recherches fut que la femme, plus que l'homme, est vouée à la manuélisation, à laquelle, d'une part, l'entraîne presque instinctivement la sensibilité exquise de son appareil génital ; à laquelle, d'autre part, la poussent des causes étrangères à l'autre sexe, et cela avec d'autant plus de puissance que sa volonté plus faible n'a pas la force nécessaire pour y résister.

. . . .

Avant de livrer, pour la septième fois, à la publicité, ce travail dont les éditions antérieures ont été si vite épuisées, et que plus d'un confrère étranger a traduit avec succès, j'ai voulu le revoir et y ajouter ce que, depuis sa dernière apparition, m'ont appris de nouvelles et incessantes recherches.

Je me suis efforcé de mettre en pratique cet aphorisme de Newton : « In scientiis addiscendis magis exempla prosunt quam praecepta » ; aussi ai-je multiplié les observations, ces exemples médicaux, ces preuves irréfragables qui transforment en vérités acquises certaines opinions considérées, trop souvent par le lecteur, comme des hypothèses gratuites, comme des exagérations fantaisistes, surtout en un sujet aussi délicat et, disons-le, aussi peu connu que celui qui nous occupe.

J'ose espérer que cette fois j'ai réussi à faire disparaître les défectuosités, à combler les lacunes qu'avait remarquées et que m'avait signalées une bienveillante mais juste critique.

INTRODUCTION

Tout acte s'attaquant à la santé générale ou individuelle, qu'il se fasse dans l'ombre ou au grand jour, insciemment ou sciemment, doit être dévoilé, flétri et empêché. Son auteur, s'il ignore sa faute, a droit à la compassion et aux conseils des gens éclairés ; s'il connaît la portée et comprend les conséquences de sa mauvaise action, on doit le démasquer et le mettre, malgré lui, dans l'impossibilité de se nuire ou de nuire aux autres.

De tous les vices et de toutes les turpitudes que l'on pourrait justement nommer crimes de lèsenature, qui rongent l'humanité, la menacent dans sa vitalité physique et tendent à détruire son essence intellectuelle et morale, l'un des plus grands et des plus répandus est, — personne ne le niera — la masturbation.

On la rencontre dans les deux sexes, à tous les âges de la vie, en tous les lieux et dans toutes les classes de la société, faisant dans l'ombre son office destructeur, tantôt chez les uns en arrêtant le développement du corps, tantôt chez les autres en brisant les ailes de l'intelligence au moment où elle va prendre son essor; on la rencontre, dis-je, octroyant largement à celui-ci l'épilepsie, à celle-là l'hystérie; l'hypocondrie, l'imbécilité, la démence aux autres; annihilant la force et le courage, enlaidissant la forme; en un mot, amoindrissant et abâtardissant les races.

Ce sont ces considérations qui m'ont entraîné à écrire sur l'onanisme, non pas en général, mais seulement chez la femme; sujet difficile, je ne me le cache pas, rien de sérieux dans ce genre n'ayant été fait jusqu'à ce jour.

Peut-être m'objectera-t-on que c'est là plutôt une question du ressort de la morale que du ressort de la médecine; je répondrai, en premier lieu, que le corps, qu'il soit malade par une cause quelconque: vicissitude de la température, écarts de régime, passions ou vices, appartient toujours au médecin; en second lieu, que c'est un devoir sacré pour le praticien, quand il le peut, d'appeler l'attention du moraliste sur les vices et leurs

formes ; et enfin, j'ajouterai avec Tissot : « Quand
» on connaît les hommes, on se persuade aisé-
» ment qu'il est plus aisé de les détourner du vice
» par la crainte d'un mal présent que par des rai-
» sonnements fondés sur des principes, dont on
» n'a pas assez soin de leur inculquer toute la
» vérité. »

Quant au reproche d'immoralité qu'on s'est plu
à lancer plusieurs fois, et sans raison, non seulement à Tissot, qui le premier en France écrivit
sur l'onanisme, mais aussi au savant et patient
observateur Parent-Duchatelet, à qui nous sommes redevables du traité le plus complet sur
La Prostitution dans la ville de Paris, je ne
puis m'y arrêter un instant, car je crois que ce
n'est point propager une turpitude que d'en
montrer les dangers et d'en étudier les suites.

La masturbation existe ; elle est fort répandue
chez les femmes, c'est un fait incontestable ; aussi
croyons-nous rendre un grand service en éclai-
rant les praticiens sur ce vice physique soupçonné
par tous, sinon connu de tous, mais sur lequel
personne n'a encore scientifiquement écrit, arrêté
sans doute par une délicatesse morbide et incompréhensible en Médecine.

Voici le plan que je suivrai pendant le cours de cette étude :

I. Je définirai l'onanisme et j'en tracerai sommairement l'historique et l'origine ;

II. J'en classerai les formes ;

III. J'en étudierai les nombreuses causes.

IV. Les signes de la masturbation suivront les causes.

V. Je consacrerai un chapitre aux conséquences tant locales que générales de ce vice ;

VI. Puis j'exposerai le traitement qu'on doit lui opposer ;

VII. Enfin je tirerai les conclusions rapides que comporte ce travail.

Il est bien entendu que je ne m'occuperai que de la masturbation chez la femme, et que je laisserai de côté les abus vénériens naturels et le Clitorisme (1) heureusement fort rare. Toutefois, l'on verra que je considère la Tribadie ou le Tribadisme comme une forme de masturbation, bien qu'à tort, je crois, on en ait fait un vice à part en la confondant avec le Clitorisme.

---

(1) On nomme *Clitorisme* le simulacre de l'acte vénérien viril que commettent certaines femmes, douées d'un clitoris développé à la façon d'un pénis ; à ce développement les Tératologistes, ont assigné l'appellation de *Clitorismie.*

PSYCHOPATHIE SEXUELLE

I

DE

L'ONANISME

CHEZ LA FEMME

CHAPITRE PREMIER

Définition. — Synonymie. — Origine. — Historique.

Le mot Onanisme a été improprement introduit en France par Tissot, qui l'a emprunté à un ouvrage anglais l'*Onania* (1). L'expression « onanisme » est la généralisation du nom propre « Onan » dont Moïse raconte l'histoire au chapitre XXXVIII de la Genèse :

« Dixit ergo Judas ad Onam, filium suum : Ingredere ad
« uxorem fratris tui et sociare illi, ut suscites semen fratri tuo.
« Ille sciens non nasci sibi filios, introiens ad uxorem fratris sui,
« semen fundebat in terram, ne liberi fratris nomine nascerentur,
« et idcirco percussit eum Deus, eo quod rem detestabilem
« faceret. »

(1) « *L'Onania* » est attribué à Bekkers, de Londres.

« Or Judas dit à son fils Onan : Va vers la femme de ton frère et unis-toi à elle pour perpétuer la race de ton frère. Sachant que les enfants ne seraient pas à lui, Onan dans ses rapports avec la femme de son frère répandait par terre sa semence dans la crainte de procréer des rejetons à son frère ; c'est pourquoi Dieu le frappa, parce que son action était détestable. »

J'ai dit, avec juste raison, que le mot « onanisme » était impropre ; car ce passage de l'historien et législateur hébreu est loin de démontrer sans réplique qu'Onan se livrait à la masturbation, il prouve même le contraire à ceux qui se donnent la peine de chercher dans une phrase l'esprit et non pas la lettre.

Afin de bien saisir le passage qui a donné lieu à l'interprétation erronée de l'acte d'Onan, il nous paraît bon de nous rendre compte des lois, des coutumes et des usages des Juifs, au lieu de nous en rapporter à un verset isolé de la Bible, dont diverses traductions ont pu sensiblement modifier le sens de certains mots.

Voici quelques articles du Deutéronome (chapitre xxv) qui vont nous édifier sur ce que nous avons besoin de savoir :

Verset 5. Lorsque des frères demeureront ensemble et que l'un d'entre eux viendra à mourir sans enfants, alors la femme du mort ne se mariera point avec un étranger ; mais son beau-frère viendra vers elle et la prendra pour femme et l'épousera, comme étant son beau-frère.

Vers. 6. Et le premier-né qu'elle enfantera succédera au frère mort, et portera son nom, afin que son nom ne soit pas effacé d'Israël.

Vers. 7. S'il ne plaît pas à cet homme-là de prendre sa belle-sœur, alors celle-ci montera à la porte vers les anciens et dira : « Mon beau-frère refuse de relever le nom de son frère en Israël et ne veut point m'épouser par droit de beau-frère. »

Vers. 8. Et les anciens de la ville l'appelleront et lui parleront, et s'il demeure ferme et qu'il dise : « Il ne me plaît pas de l'épouser. »

Vers. 9. Alors sa belle-sœur s'approchera de lui, devant les anciens, et lui ôtera son soulier du pied et lui crachera au visage, puis, prenant la parole, dira : « C'est ainsi qu'on fera à l'homme qui ne soutiendra pas la famille de son frère. »

Etc., etc.

Avec ces données, il nous est facile de reconstituer l'épisode qui concerne Onan. Her, le premier-né de Judas et mari de Thamar, était mort sans enfant ; son frère Onan devait donc épouser sa belle-sœur pour éviter le scandale dont parle le cinquième livre de Moïse. C'est pourquoi Judas lui conseille de s'unir à la veuve de Her. Onan obéit à son père. Mais, par la mort de son frère, il était devenu l'aîné de la famille; et, la loi l'autorisant à posséder d'autres femmes, il pouvait espérer un fils, légalement à lui, pour perpétuer sa lignée. Aussi, au lieu d'accomplir normalement le rapport conjugal avec Thamar, il n'opérait que le commencement de l'acte coïtal et il « fraudait, » selon l'expression heureuse du Dr Bergeret, ou, si on veut, « ejaculabat extra vas », ainsi que disent les casuistes.

Cet acte, on le voit, ne constitue pas la masturbation, et il suffit de jeter un coup d'œil sur le livre intitulé : *Des fraudes dans l'accomplissement des fonctions génératrices* pour apprendre que bien des gens mariés — dans un but dont la connaissance nous importe peu ici — font identiquement ce que faisait Onan. Ces gens-là sont voués à l'onanisme dans le sens absolu, étymologique du terme, ils ne le sont pas à la masturbation proprement dite.

Vu ces faits, on serait en droit de nous reprocher d'avoir employé en titre cette expression vicieuse : toutefois on nous pardonnera cette défectuosité quand nous dirons que nous nous sommes servi de ce mot comme d'un épouvantail, pour éloigner de notre livre le public non médical et ininstruit, à qui cette dénomination est beaucoup moins familière que celle de masturbation.

Al. Schwartz, de Strasbourg, dans sa thèse inaugurale, 1815, dit : « L'onanisme est une habitude « funeste, suivie d'une évacuation contre nature « de la liqueur spermatique provoquée par des « attouchements ou par l'effet d'une imagination « ardente. »

Cette définition est mauvaise, n'étant ni précise, ni générale, ni exacte. Elle ne peut, en effet, s'appliquer à la femme qui n'a point de liqueur spermatique, à moins qu'on ne commette l'hérésie de prendre pour telle le liquide sécrété par les glandes vulvo-vaginales. Ensuite, une imagination ardente peut, à la rigueur, dans certains cas de continence absolue ou d'atonie des organes génitaux ou, enfin, de maladie cérébrale, provoquer le spasme vénérien ; mais aura-t-on le droit de nommer masturbateurs l'homme continent ou affaibli et la femme atteinte de nymphomanie ? Toutefois, malgré ses défauts, une semblable définition est pardonnable à un auteur de 1815 ; mais ce qui m'étonne, c'est qu'un médecin ait, de nos jours, dans un petit ouvrage sur l'onanisme, reproduit, mot pour mot, cette définition vieillote, oubliant, — est-ce à dessein ? — de dire qu'elle est de Al. Schwartz, ainsi que les treize ou quatorze premières pages de sa brochure qui n'est, d'ailleurs, qu'un assemblage de passages et de citations de divers écrivains dont les noms sont loin d'être aussi souvent déclarés qu'il le faudrait (1).

Dans la douzième édition de Nysten, par MM. Littré et Robin, on trouve : « Masturbation, « manustupration (*manu* et *stuprare*, souiller) : « excitation des organes génitaux avec la main, « dite aussi onanisme, d'autant plus dangereuse « que l'on a incessamment la possibilité de s'y « livrer. »

Cette seconde définition est plus conforme à la vérité, mais elle est encore beaucoup trop incomplète.

Je proposerai donc celle-ci : L'onanisme chez la femme est un acte contre nature fait à l'aide d'un organe vivant (main, langue, etc.), d'un instrument quelconque (étui, priape, etc.), ou de mouvements spéciaux, partiels ou généraux, dans le but de provoquer le spasme vénérien, que cet acte soit solitaire ou exécuté en commun.

Outre les mots onanisme et masturbation, on emploie aussi les suivants : manusturbation, manuélisation, cheiromanie ou chiromanie, manustupration, crime d'Onan, mastupration, libertinage solitaire, souillure manuelle, passion contre nature, passion solitaire, vice manuel, manœuvre solitaire, vice génital et bien d'autres encore..... (2)

(1) H. F... *De l'Onanisme*, etc., Paris, J.-B. Baillière et fils.

(2) Quelques auteurs se sont servis du mot *nymphomanie* comme

En me basant sur ce fait que ce n'est pas dans l'espèce humaine seulement que l'on rencontre le vice qui nous occupe, mais que les chiens et les singes surtout s'y livrent aussi avec fureur, je n'ai pas l'intention de discuter si la masturbation est naturelle : je laisse cette question à d'autres plus habiles ou plus paradoxaux ; je dirai seulement que l'onanisme semble avoir existé de tout temps dans les deux sexes.

Je ne m'appuierai pas, comme l'ont fait beaucoup d'auteurs, sur l'histoire d'Onan ; j'ai montré plus haut que leur interprétation du passage de Moïse était erronée, et d'ailleurs je n'ai point à m'occuper de ce vice chez l'homme.

Je ne m'appesantirai pas non plus sur cette phrase d'Ezéchiel

Et fecisti tibi imagines masculinas et fornicata es in eis.

(C. XVI. 27.)

Et tu t'es fait des images d'hommes et tu t'es prostituée avec elles.

Si, en effet, séparé de son entourage, ce passage ne semble laisser aucun doute sur les manœuvres des femmes juives, il n'en est plus ainsi quand on le remet en ses lieu et place comme il suit :

V. 16. « Et tu as pris de tes vêtements et t'en es

synonyme de masturbation, créant ainsi sans raison plausible une confusion regrettable.

fait des ornements de diverses couleurs pour tes hauts lieux, tels qu'il n'y en a point et n'y en aura point de pareil, et tu t'y es prostituée.

V. 17. » Et tu as pris des bagues magnifiques faites de mon or et de mon argent que je t'avais données et tu t'en es fait des images d'hommes et tu t'es prostituée avec elles.

V. 18. » Et tu as pris tes vêtements de broderie, et tu les en a couvertes, et tu as mis mon huile de senteur et mes parfums devant elles.

V. 19. » Et à l'égard de mon pain que je t'avais donné, de la fleur de froment, de l'huile et du miel que je t'avais donnés à manger, tu les as mis devant elles pour être une odeur agréable. Voilà ce qui a été fait, dit le Seigneur, l'Éternel, etc. »

Ezéchiel, ne l'oublions pas, ne s'adresse point à une femme, mais à tout un peuple, à Jérusalem, dont il synthétise les abominations ; et, par images masculines, il veut entendre les statues de dieux étrangers représentés sous la forme humaine, des idoles auxquelles sacrifient les juifs oublieux de cette défense expresse et terrible du Deutéronome :

Maudit est l'homme qui fera une image taillée ou de fonte qui est en abomination à l'Éternel et l'ouvrage des mains d'un ouvrier, et qui le mettra dans un lieu secret !

(C. XXVII, v., 15).

C'est donc à tort, que, s'arrêtant à la lettre et non

à l'esprit du texte, l'on comprendrait par images masculines des instruments de masturbation féminine, des priapes analogues à ceux dont se servent les Chinoises : et c'est à tort que le Dr Jeannel (1) a souligné les mots du prophète Ézéchiel de la note que voici : « Les images masculines se vendent publiquement à Tien-Tsin. Elles sont fabriquées à Canton au moyen d'un mélange gommo-résineux d'une certaine souplesse ; elles sont colorées en roses. Les albums vendus publiquement représentent des femmes nues faisant usage de ces instruments, qui sont attachées à leurs talons. On en vend aussi comme objet d'art et d'ornement ; celles-ci sont en porcelaine. »

L'existence des phallus et l'usage qu'en font les habitantes du Céleste-Empire sont incontestables, et le capitaine Wattremey nous a confirmé la parfaite authenticité de ces faits, en ajoutant toutefois que ces instruments ne figuraient ordinairement pas aux étalages des marchands ; mais le rapprochement de ce détail de mœurs asiatiques à côté de la citation hébraïque ne donne nullement à cette dernière une valeur et une interprétation qu'elle n'a pas.

A la vérité, aucune partie des livres bibliques

____

(1) *De la prostitution dans les grandes villes au XIXe siècle*, etc. J.-B. Baillière, Paris, 1868, p. 75-76.

ne signale nettement la masturbation chez la femme israélite et si nous avons, plus haut, avancé que ce vice avait existé vraisemblablement dans tous les temps, et, partant, aux époques primitives et mosaïques, c'est que nous savons qu'il est souvent, nous le verrons bientôt, la conséquence de causes essentiellement organiques, inhérentes à la nature humaine, causes qui ont dû fatalement, jadis comme aujourd'hui, agir dans un sens identique et produire des résultats semblables.

Chez les Grecs, Sapho l'érotique et les jeunes Lesbiennes avaient la réputation de mépriser les hommes et de sacrifier seules à Vénus : on les avait surnommées « Tribades ». Or le Tribadisme ou la Tribadie (τρίβειν, frotter) était alors comme maintenant une masturbation en commun, à moins de croire à une endémie étrange de Clitorismie chez les femmes de Lesbos (1).

(1) — « A l'époque où Parent-Duchatelet, occupé de son travail « sur la prostitution, faisait des recherches à ce sujet (dévelop- « pement anormal du clitoris), il n'existait à Paris que trois pros- « tituées, dont le clitoris avait une étendue démesurée et dont le « plus développé avait trois pouces de longueur et égalait en « grosseur la verge d'un enfant de douze à quatorze ans, à la- « quelle il ressemblait à s'y méprendre.

« On croit généralement que, parmi les femmes qui se recher- « chent entre elles et qu'on nomme tribades, celles qui sont pour- « vues d'un clitoris volumineux sont les plus agaçantes et les plus « recherchées. Il n'en est pourtant rien. Ces trois prostituées, dont

A Rome, sous les empereurs, la manuélisation était fort goûtée des matrones parfois lasses, mais jamais rassasiées, comme a dit Juvénal. A cette époque, les femmes se servaient surtout de Priapes ou Phallus — (φαλλὸς, pénis) — soit de bois, soit de matières précieuses. « Les phallus antiques trouvés à Pompéï ou à Herculanum sont très nombreux dans le musée de Naples ; la plupart sont en bronze ou en or, etc. » (*Musée de Naples*, édit. Ledoux, p. 29.)

La tribadie aussi était fort répandue, au dire des satiriques du moment.

Contentons-nous de citer de Martial et de Juvénal les vers suivants, que nous ne traduisons pas, et qui montrent que les Romaines étaient, pour le moins, aussi licencieuses que les filles de Lesbos.

> Leonum ancillas, posita Laufella corona
> Provocat, et tollit pendentis præmia coxæ.
> Ipsa Medullinæ frictum crissantis adorat :
>
> . . . . , . .

« je viens de parler, étaient d'une grande indifférence pour les
« personnes de leur sexe et même pour les hommes : de sorte
« que la disposition organique qui leur était propre, loin de dis-
« poser à la lascivité, semblerait, au contraire, contribuer à
« l'affaiblir... On a observé, d'ailleurs, que les filles qui se recher-
« chent et chez lesquelles cette inclination perverse a le plus
« d'empire, se distinguent par leur grâce, leur douceur, leur jeu-
« nesse, en un mot, par tous les attraits qui les font rechercher
« des hommes. » — Giraudeau, *Traité des maladies syphiliti-*
ques, p. 550-551.

> Nec ibi per ludum simulatur, omnia fient
> Ad verum. . . .
>
> (JUVÉNAL, sat. VI.)

IN PHILŒNIN

>   tribas Philœnis,
> Et lentigine sævior mariti
> Undenas vorat in die puellas :
>
> . . . .
>
>   . . . Quum libidinatur
> Non fellat : putat hoc parum virile ;
> Sed plane medias vorat puellas.
> Di mentem tibi dent tuam, Philœni,
> Cunnum lingere quæ putas virile.
>
> (MARTIAL, liv. VII, 67.)

Quoi d'étonnant, d'ailleurs, lorsqu'on se remémore les puissants excitants génitaux qu'au temps de Tibulle, d'Ovide, de Catulle, de Properce, de Pétrone, de Térence, de Juvénal, offraient aux deux sexes les Bacchides, les Catagogies, les Phallophories, les Termophories, les Pérennies et autres fêtes qui n'étaient, à proprement dire, que de luxurieuses orgies et des entraînements publics à la débauche !

Enfin, il faut l'avouer, les matrones préféraient les plaisirs solitaires et le tribadisme aux rapprochements sexuels, parce qu'elles trouvaient là le moyen de calmer leur passion érotique sans avoir à craindre la grossesse et ses suites. Ceci est tellement vrai que les femmes latines, quand elles le pouvaient, se livraient à des eunuques qui leur procuraient la jouissance physique sans danger pour leur beauté, qu'eût flétrie l'enfantement. Voici ce que dit à ce sujet Juvénal, dans huit vers dont nous empruntons la traduction au livre cité du Dr Jeannel :

Sunt quas eunuchi imbelles, ac mollia semper
Oscula delectent, et desperatio barbæ
Et quod abortivo non est opus. Illa voluptas
Summa tamen, quod jam calida matura juventa
Inguina traduntur medicis, jam pectine nigro :
Ergo exspectatos, ac jussos crescere primum
Testiculos postquam cœperunt esse bilibres
Tonsoris damno tantum rapit Heliodorus.

(JUVÉNAL, VI, 367.)

« Il en est qui se délectent dans les molles ca-
« resses des eunuques ; point de barbe à redouter,
« nul besoin de drogues abortives. L'ingénieuse
« recherche de la volupté ne livre l'adolescent au
« médecin qu'alors que son membre mûri s'est
« ombragé d'un poil noir. Jusque-là, on attend,
« on laisse croître les testicules, et lorsqu'ils com-
« mencent à peser deux livres, Héliodore les am-
« pute ; le barbier seul y perd. »

Au moyen âge, le libertinage et la promiscuité des sexes, conséquence de la misère, étaient au comble ; et l'on pourrait peut-être attribuer, en partie, à la manuélisation la cause de ces épidémies d'affections nerveuses : épilepsie, hystérie, chorée, catalepsie, extase, fureur utérine, etc., nommées alors crimes de sorcellerie, qui sévissaient sur un grand nombre d'individus à la fois, et que les juges canoniques guérissaient si gaillardement par le feu des bûchers.

De nos jours, l'onanisme est passé, pour ainsi dire, dans les mœurs; peut-être est-il même plus répandu qu'autrefois, mais il est moins visible. On le cache, avec juste raison, comme un vice honteux.

Nous n'avons pas à nous occuper des hommes; quant aux femmes, s'il en est beaucoup qui délaissent la manuélisation au temps du mariage, il en est un grand nombre qui conservent cette funeste habitude durant la vie conjugale et le veuvage, ou ne s'y adonnent qu'à partir de cette époque; nous ferons en sorte, plus loin, de donner la raison de cet état de choses.

Ceux qui, toujours, nient quand même, à tort et à travers, n'ont, pour se convaincre, qu'à jeter un coup d'œil sur la littérature du siècle, ils trouveront, à trente ans de distance, au moins deux livres, deux romans (1), dont le point de départ, le nœud vital, est la tribadie, c'est-à-dire la masturbation en commun. Or, les romans ne sont pas,

____

(1) *Mademoiselle de Maupin*, de Th. Gautier. — *Mademoiselle Giraud, ma femme*, de A. Belot. — Je devrais citer auparavant *la Fille aux yeux d'or*, de Balzac, un maître en l'art d'observer comme en l'art d'écrire.

comme on le pense trop, des jeux d'imagination seulement ; ce sont aussi les reflets de l'époque qui les voit naître. Les romanciers n'inventent pas les passions ou les vices, ils ne font que les raconter sous une forme agréable ou saisissante.

Si cela ne suffit pas aux incrédules, qu'ils fréquentent, en dernier ressort, les coulisses de certains théâtres de province, ou mieux des cafés-concerts : ce qu'ils y verront, ce qu'ils y entendront ne leur laissera plus aucun doute sur la fréquence des manœuvres masturbatrices, solitaires ou en commun.

2.

CHAPITRE II

Comme je l'ai fait pressentir, il est plusieurs formes de masturbation chez la femme. Je vais rapidement les passer en revue, en en faisant la classification.

On peut tout d'abord établir la grande division suivante, d'après la configuration anatomique des organes génitaux : A, masturbation vaginale; B, masturbation clitoridienne; C, masturbation uréthrale.

A. — Masturbation vaginale.

Rarement étrangère et en commun, presque toujours personnelle et solitaire, elle est moins fréquente que la seconde. Elle consiste en manœuvres faites à l'aide de chandelles, de bougies stéariques, de morceaux de bois, de phallus, de légumes divers et surtout, chez les couturières, d'étuis à aiguilles.

Plus d'un chirurgien, dans sa pratique, a rencon-

tré des jeunes femmes qui, en se masturbant à
l'aide d'un des objets dont je viens de parler, eurent
la mauvaise fortune de voir cet instrument leur
échapper et pénétrer dans le vagin, sans qu'elles
pussent le retirer elles-mêmes, à leur grande honte.
On trouve, en effet, dans la science, nombre d'observations de ce genre, ainsi que des révélations
d'abandon dans les organes urinaires de divers corps
étrangers.

Peu répandue chez les enfants, la masturbation
vaginale est plus spéciale aux jeunes filles et aux
adultes, mariées, veuves ou célibataires. Il faut, en
effet, pour en arriver à ce mode, que la manuélisatrice soit blasée sur les autres genres d'attouchements. C'est du raffinement érotique qui trouve sa
raison d'être dans une connaissance plus complète
des plaisirs génitaux, puisque c'est la simulation
grossière du coït. Il semble avec justesse que c'est
un vice dont la cause siège plutôt dans l'esprit que
dans le corps, et qu'il est nécessaire — pour qu'il
existe — que l'âge ait déjà souillé davantage l'imagination de celles qui s'adonnent à ces manœuvres.

A. Schwartz (1) rapporte le cas suivant :

« Une marchande de..., âgée de vingt-cinq à
» vingt-six ans, d'un tempérament vigoureux, se
» pollua pendant que son mari était de garde.

____

(1) Thèse citée, p. 27.

» L'instrument dont elle se servit se rompit, les
» efforts qu'elle fit pour le retirer furent inutiles ;
» bientôt la chaleur et l'humidité du vagin firent
» dissoudre les ingrédients dont il était composé.
» L'engorgement du vagin et des grandes lèvres,
» les douleurs de la matrice, l'ardeur d'urine et le
» ténesme ne tardèrent pas à se manifester.
» L'anxiété, la crainte et la honte au retour du
» mari, ne firent qu'aggraver les souffrances de la
» malade, au point qu'elle se décida à faire cher-
» cher Mme H..., sage femme. Celle-ci, embarrassée
» au premier moment, voulut d'abord m'appeler
» pour lui donner mes conseils ; mais elle conçut
» ensuite l'idée de prendre une aiguille à tricoter
» qu'elle plia à l'une de ses extrémités en forme de
» crochet, et elle parvint, avec bien de la peine, à
» retirer par morceaux le corps étranger. Quelques
» injections émollientes et résolutives, des lave-
» ments et un régime antiphlogistique calmèrent
» les accidents. La jeune femme promit de ne point
» récidiver. »

Étant interne à l'Hôtel-Dieu de Lille, en 1869,
j'ai vu une femme d'environ quarante ans, demander son entrée dans cet établissement. Elle pouvait
à peine s'exprimer, et sa figure, en même temps
que la souffrance, dénotait une imbécillité presque
complète. Je la fis placer dans une des salles de
mon service, où elle mourut deux ou trois jours

après. Elle m'avait avoué, après bien des détours, que, depuis fort longtemps, elle s'adonnait à la masturbation vaginale. À l'autopsie, je trouvai une perforation du vagin, cause directe de la péritonite aiguë qui avait emporté la malade, perforation produite, sans nul doute par l'instrument dont se servait cette femme pour assouvir sa malheureuse passion.

Une femme vint consulter Dupuytren, — relate Deslandes, qui a puisé l'observation dans les Additions à la *Médecine opératoire* de Sabatier, t. IV, p. 96, — pour une incommodité qu'elle disait ressentir dans le conduit vulvo-utérin. Le toucher fit aisément reconnaître qu'il y avait dans cette partie un corps étranger dont on ne put d'abord déterminer la nature, la malade s'obstinait à ne fournir aucun renseignement à ce sujet. Cependant, à force d'exploration, on parvint à reconnaître que ce corps présentait une large ouverture et une cavité profonde. Les parois tuméfiées du vagin, recouvrant les bords de l'espèce de vase qu'il recélait, empêchaient de pénétrer jusqu'à lui et opposèrent une assez grande résistance à ce qu'on pût le saisir, le dégager et l'extraire après l'avoir culbuté dans la cavité vaginale ; enfin, on réussit et on put connaître l'objet mystérieux de tant d'efforts : c'était... quoi ?... un pot à pommade qui avait été introduit par son fond, et au sujet duquel la malade balbutia plusieurs fables qui ne pouvaient avoir aucun crédit.

Ce ne sont pas là des faits isolés : une femme de la campagne, des environs de Vichy, m'a conté que, dans son pays, plus d'une fois elle avait entendu dire et vu elle-même que les villageoises se servaient, pour assouvir leurs désirs, de raves, de carottes et de poireaux. O mœurs pures des champs !

A côté de cette forme nous placerons deux variétés particulièrement raffinées et que l'on pourrait nommer : la première, Masturbation vagino-utérine ; la seconde Masturbation utérine.

Masturbation vagino-utérine. — Cette manœuvre — heureusement inconnue chez nous, je pense, — dénote une habileté consommée dans l'art d'inventer des plaisirs nouveaux, habileté inhérente à l'oisiveté dans laquelle croupissent les femmes d'un certain rang au Japon et en Chine et les Odalisques qui peuplent les harems de l'Inde.

Ces grandes ennuyées, ces assoiffées d'amour, dont le sens génésique, toujours et naturellement en éveil sous ces latitudes chaudes, est encore excité par le défaut de travail, une nourriture abondante et aphrodisiaque, la vie énervante et claustrée du gynécée oriental : ces chercheuses qui n'ont qu'un but dans l'existence : jouir, délaissant les moyens vulgaires dont elles sont blasées, ont trouvé une étrange façon d'engendrer une volupté que leur marchande trop souvent — et pour cause — un maître rassasié, qui n'est pas un Alcide, et qui n'a parfois de viril que l'aspect et non point la puissance.

Elles font naître chez elles le spasme vénérien en déterminant un ébranlement lent et continu du système nerveux génital à l'aide d'un instrument spécial. Il est composé de deux sphères métalliques — ordinairement en laiton doré — excessivement minces, de grosseur exactement semblable et dont le volume peut être moins, mais est rarement plus considérable qu'un gros œuf de pigeon.

L'une de ces sphères, nommée *le mâle*, emboîte une boule de métal pleine, c'est-à-dire massive, qui, de quelques millimètres moins grosse, peut rouler à l'aise dans sa cavité; l'autre sphère est tout à fait vide.

Si l'on place ces deux boules juxtaposées dans la main, on ressent aussitôt une sorte d'ébranlement; on éprouve une sensation de frémissement d'une durée longue et qu'entretient la plus légère contraction musculaire, le mouvement le plus minime.

La sphère vide est introduite dans le vagin jusqu'au col utérin; l'autre — le mâle — est mise à la suite de la première de façon à la toucher.

Le moindre mouvement des cuisses ou du bassin déplace et fait rouler le contenu solide dans la sphère qui l'englobe ; l'ébranlement qui en résulte, amplifié par la sphère creuse qui vibre à l'unisson, se communique au système nerveux du vagin et de l'utérus : l'éréthisme vénérien commence. Toute mise en jeu de l'appareil devient inutile alors ; les contractions fibrillaires du conduit vulvo-utérin suffisent à entretenir le frémissement lent, continu, uniforme, qui amène bientôt la femme au *summum* de l'excitation et lui procure un spasme d'une intensité délirante.

Quelques-unes de ces masturbatrices ne s'arrêtent pas là ; entraînées par leurs désirs morbides, elles dépassent cette limite extrême et poussent la folie jusqu'à attendre l'éclosion, rapide d'ailleurs, d'accès hystériques, épileptiformes ou tétaniformes, durant lesquels elles demandent instamment qu'on débarrasse leurs organes de l'instrument qui au plaisir a fait succéder la souffrance.

Masturbation utérine. — Le mode précédent d'onanisme est inconnu chez nous, disais-je ; toutefois il faut avouer que, dans nos pays, il existe des femmes dont la dépravation peut être comparée à celles des Japonaises, des Chinoises et des Indoues. Quelques manuélisatrices invétérées, ne ressentant plus aucune jouissance soit par des manœuvres vaginales, soit par des attouchements clitoridiens, ont eu, la lubricité aidant, la pensée de titiller à l'aide de corps étrangers la muqueuse de la cavité utérine elle-même. Nous aurons l'occasion dans le cours de ce travail de citer plus d'une observation de ce genre.

B. — Masturbation clitoridienne.

Plus fréquente que la précédente, je la subdivise en : 1° personnelle, 2° étrangère.

1° *Masturbation clitoridienne personnelle*. — La manuélisation individuelle et solitaire est, de toutes les formes, la plus commune : on la rencontre aussi bien chez les femmes que chez les jeunes filles et les enfants.

Elle consiste en chatouillements, titillations ou frottements plus ou moins rapides, sur le dos du gland clitoridien ou sur le prépuce de cet organe érectile, imprimés, à l'aide du doigt ou d'un instrument quelconque et excessivement variable, jusqu'à production du spasme voluptueux.

Il est des cas où des mouvements particuliers et, pour ainsi dire, calculés d'avance remplacent, dans le même but, la main ou tout autre objet.

C'est ainsi que la mise en jeu de la machine à coudre, en s'asseyant d'une certaine façon, que le frottement des cuisses l'une sur l'autre, ou des parties génitales sur le coin d'un meuble, le bras d'un fauteuil, le bord d'un matelas ou d'un oreiller, que diverses contorsions du tronc, enfin, suffisent à quelques personnes.

Voici deux observations empruntées par le *Journal des sages-femmes* (1) à la *Revue scientifique* et publiées quelques temps après l'apparition première de notre travail dans la *Tribune médicale*.

» Les faits de cette sorte — dit l'auteur, en parlant de la masturbation chez les enfants en bas âge — ne sont pas, je le sais, absolument nouveaux, car on a, depuis longtemps, signalé l'habitude de l'onanisme chez les très jeunes enfants ; mais la chose paraît en soi si extraordinaire, en raison précisément de ces conditions exceptionnelles de l'âge du sujet, que l'on ne saurait trop, à mon avis, multiplier les témoignages propres à établir la parfaite authenticité du fait et à bien déterminer les circonstances, dans le but d'y porter remède.

» Il s'agit, en effet, non seulement d'une question de moralité privée et quelquefois publique, mais encore d'une question qui touche aux intérêts les plus immédiats et en quelque sorte les plus vitaux de la société, puisqu'il y a dans cette funeste habitude une cause prématurée et radicale de mortalité des nourrissons ; mais j'ai hâte d'arriver aux faits.

» En novembre 1873, un de nos distingués confrères d'Epernay, M. le docteur Palle, m'adressait

(1) Nᵒ 10, 16 mars 1876.

une petite fille de 17 mois qui avait contracté depuis longtemps des habitudes d'onanisme. Non seulement elle se livrait à ces manœuvres vicieuses avec ses mains, mais se servait aussi de ses cuisses et de ses jambes pour exécuter des mouvements de frottement destinés à provoquer peu à peu le spasme vénérien ; elle ne réussissait que trop souvent, car cette funeste habitude avait déjà amené dans la santé générale de l'enfant et dans son habitus extérieur des modifications profondes et non sans gravité : irritabilité extrême du système nerveux, perte de l'appétit, amaigrissement excessif, faciès caractéristique par la pâleur anémique, le cerclage noirâtre des yeux et leur enfoncement dans leurs cavités orbitaires, tels étaient les phénomènes essentiels et en relief présentés par cette enfant. .   .   .   .   .   .

.   .   .   .

.   .   .   .

» Six mois après environ, c'est-à-dire en juillet 1874, on amenait dans mon cabinet une petite fille, âgée de 12 mois à peine, qui pratiquait également l'onanisme avec une sorte de fureur, mais en employant un stratagème particulier : elle demandait instamment à être assise, soit par terre, soit sur une chaise, et, tout aussitôt, elle se livrait à des mouvements du bassin et des jambes qui avaient pour but et pour résultat d'amener le spasme vénérien.

» Sur ma demande et pour me permettre de constater par moi-même le fait, l'enfant fut assise sur un tabouret. A peine était-elle placée dans cette situation favorite qu'elle se mit à faire, tant avec le tronc qu'avec les jambes, des mouvements continus de va-et-vient durant deux minutes au moins, au bout desquelles nous la vîmes se renverser en arrière et se tordre convulsivement en poussant de petits cris réitérés. Puis, revenue à elle, elle n'eut rien de plus pressé que de reprendre sa première position assise et de se mettre en devoir de recommencer sa manœuvre ; elle manifesta par ses larmes et par sa colère tout le dépit qu'elle éprouvait de se voir empêchée par nous dans cette nouvelle tentative.

» Cette enfant présentait, à peu de différences près, les mêmes conditions morbides et le même aspect extérieur et faciétique que la précédente, mais elle offrait en plus un accident local qui, dans l'espèce, est d'une réelle importance : elle était affectée d'une vulvite intense. La vulvite est, comme on le sait, dans ces circonstances, à la fois cause et effet. »

2° *Masturbation clitoridienne étrangère.* — Elle est : α, humaine ou ϐ, bestiale.

α. *Humaine.* — Tantôt ce sont des vieillards lubriques ou des hommes dépravés, qui, pour quelque argent donné à des proxénètes ou aux parents, se livrent à de honteuses manœuvres digitales ou linguales sur des pauvres fillettes qui n'y comprennent pas grand'chose, mais qui s'en souviendront plus tard, malheureusement.

Tantôt ce sont, comme cela se voit habituellement dans les pensionnats de demoiselles et les ateliers, des compagnes coupables qui s'aident mutuellement, d'une façon ou d'une autre, à ressentir des plaisirs illicites.

Tantôt, enfin, ce sont des jeunes filles ou des femmes qui, les unes, par crainte de la grossesse, les autres, ne pouvant éprouver aucune jouissance par les moyens naturels, forcent des amants ou des époux trop complaisants à leur procurer, avec la main ou la langue, le plaisir vénérien pour prix des faveurs qu'elles leur accordent.

Quelquefois, pourtant, ce sont les maris ou les amants qui se livrent, de leur propre mouvement et, pour ainsi dire, malgré leur compagne, à toutes sortes de pratiques lascives sur les malheureuses avec lesquelles ils vivent. En voici un exemple :

Observation CXII (1). — « Femme de 30 ans, » maigre, profondément gastralgique et névropa-» thique. Mariée à 19 ans : un enfant au début, » quoique son mari fraudât, ne voulant pas avoir » d'enfants avant un certain âge. Attribuant cette

(1) Bergeret. *Des fraudes de l'accomplissement des fonctions génératrices*, p. 167-168.

» grossesse inattendue à ce que la fraude avec
» rapprochement des organes génitaux n'est pas
» sûre, il n'a pas voulu user de ce moyen; mais
» très lubrique de sa nature, il a exercé sur sa
» femme, avec les doigts, des manœuvres si fré-
» quentes et si variées, qu'il finit par déterminer
» chez elle un éréthisme nerveux poussé jusqu'à la
» névropathie générale la plus douloureuse. Quant
» à lui, lorsqu'il s'était surexcité par le spectacle
» de l'orgasme vénérien poussé, chez sa femme,
» aux dernières limites, il se satisfaisait tout seul ou
» exigeait d'elle qu'elle lui rendît cet ignoble ser-
» vice, etc. »

L'onanisme conjugal, faisons-le remarquer, presque général à notre époque, n'avait pas échappé à
Doussin-Dubreuil, bien qu'il fût beaucoup moins
fréquent de son temps.

« Ce que je ne conçois pas — écrivait-il, en effet,
vers 1825, dans son travail sur *l'Identité de deux
maladies trop souvent considérées comme le produit d'une conduite irrégulière* — c'est que des
hommes faits, qui connaissent bien tout le danger
qui peut résulter des excès de la masturbation,
usent d'un pareil moyen pour multiplier la jouissance des personnes à qui ils sont unis par les liens
les plus sacrés. Comment peut-on ruiner ainsi
la santé d'une femme qui vous est chère! Que
ces libertins forcenés, ces complaisants indiscrets

au-dessous du sage instinct des bêtes même, sachent que la nature ainsi outragée les fera repentir tôt ou tard de leur conduite extraordinaire. Que celui qui se soumet à cet étrange service apprenne donc qu'outre les accidents graves auxquels il expose celle dont il exalte et fatigue les sens, il doit s'attendre à voir insensiblement ses soins et son affection accueillis par une froideur involontaire. »

5. Bestiale. — Ce mode de masturbation est loin d'être des plus rares, surtout dans nos grandes villes. Les prostituées et les femmes galantes, telles sont celles qui s'y adonnent le plus généralement. Elles offrent leur clitoris et leur vulve aux léchements répétés de jeunes chiens et même de jeunes singes dressés à cet usage dégoûtant.

C'est là un fait connu de tout le monde et sur lequel je ne veux pas m'arrêter longtemps.

C. — Masturbation uréthrale.

Toute la vulve est douée d'une exquise sensibilité, mais cette sensibilité est plus grande en certains points vulvaires et nous dirons même un peu différente. C'est cette diversité qui explique la non-uniformité des pratiques masturbatrices. Telle femme, en effet, qui n'éprouve que de l'énervement et des accès hystériques de pleurs ou de rire par des manœuvres clitoridiennes, ressent, au contraire, le spasme érotique avec intensité par des titillations exercées à l'entrée du vagin, au niveau par conséquent des glandes de Bartholin, et *vice versâ*.

Ceci peut à la rigueur nous rendre compte de certains actes onaniques que l'on considérerait sans cela comme de véritables aberrations. Car, nous devons le signaler avant de parler des modes accessoires ou extra-génitaux de pollution, le clitoris, le vagin et l'utérus ne sont pas les seules parties génitales que les femmes soumettent, dans un but de volupté, à des frottements et à des titillations. Le méat urinaire, avec son bourrelet érectile et les deux glandules dont on voit les orifices à droite et à gauche, à l'entrée du canal uréthral lui-même, sont pour certaines manuélisatrices des organes de la volupté, des foyers par excellence et presque exclusifs de plaisir érotique.

Est-ce à la présence des orifices des glandules au niveau du méat urinaire qu'il faut attribuer la sensibilité spéciale localisée en cet endroit, comme on croit devoir rapporter une sensibilité analogue de l'entrée du vagin à l'existence des canaux excréteurs des glandes vulvo-vaginales? Est-ce à l'érectilité du tissu qui constitue l'urèthre et son extrémité vulvaire? Ces deux causes concourent évidemment au même but et font, selon nous, du méat urinaire et du commencement de l'urèthre un centre de sensation voluptueuse que certaines femmes, plus nombreuses qu'on ne le pense, développent abusivement par des attouchements répétés.

Quelques-unes vont plus loin. Dans l'espoir d'une jouissance nouvelle et plus aiguë, elles se titillent les profondeurs de l'urèthre avec les corps les plus disparates, sans songer un seul instant qu'aux suites graves de l'onanisme elles ajoutent un danger imminent, je veux dire l'abandon dans les voies urinaires de l'instrument dont elles se servent. Nous citerons, dans une autre chapitre, bien des cas qui prouvent que la masturbation uréthrale n'est pas une forme onanique exceptionnellement pratiquée.

Pratiques accessoires. — Ces modes différents et principaux de pollution féminine s'accompagnent souvent de manœuvres accessoires du côté des nymphes, telles que tiraillements, frottement, lèchements, torsions, etc., d'où résultent des allongements, des flétrissures, des hypertrophies des petites lèvres, lesquelles, chez beaucoup de masturbatrices, dépassent les grandes, se décolorent, se cutanisent et nuisent par leur aspect disgracieux à l'harmonie des formes génitales, tout en étant l'origine de diverses incommodités (1).

Il nous faut noter, en terminant ce chapitre, que

____

(1) Martineau. — Leçons sur les déformations vulvaires et anales. Paris, 1885.

préliminairement ou simultanément à la masturbation génitale, quelques blasées n'hésitent point, dans leur ingéniosité morbide, à recourir à des pratiques vraiment étranges ; nous voulons parler de la souillure mammaire et anale.

On sait l'intime connexion qui relie les seins aux organes de la génération, connexion telle que l'érection d'une de ces parties est généralement suivie de l'orgasme de l'autre. Eh bien, certaines femmes, connaissant cette corrélation, ne craignent point de la faire servir à l'assouvissement de leurs monstrueuses envies et offrent sans vergogne à des baisers linguaux et à des manipulations étrangères, ou se contentent de chatouiller elles-mêmes l'extrémité érectile du sein, le mamelon, ce troisième foyer d'innervation sexuelle, selon Ch. Mauriac.

« Infiniment moins actif que les deux autres, — dit cet auteur, — il possède ou acquiert, dans des cas très exceptionnels, une telle faculté d'éréthisme voluptueux que sa titillation unie ou bi-latérale peut provoquer, dans toute leur plénitude et leur intensité, les sensations du spasme génital, avec l'émission du liquide vulvaire qui l'accompagne. Pour être rare, le fait n'en est pas moins authentique. On a vu quelques femmes, d'une ardeur extraordinaire, se masturber de cette façon, sans négliger pour cela les autres moyens naturels ou artificiels de paroxysme vénérien.

« Aussi faut-il ajouter l'onanisme mammaire à l'onanisme vaginal et à l'onanisme clitoridien. Le dernier est plus fréquent que le second et surtout que le premier. Du reste, ils ne sont point incompatibles, et, loin de se contrarier, ils se succèdent ou se combinent suivant les préférences, les besoins ou les aspirations du moment (1). »

Torturées par des désirs dont la source vient moins d'un besoin physique que d'une aberration mentale consécutive à une habitude invétérée de jouissance génésique, de malheureuses délirantes vont plus loin, et pour solliciter ou aviver un éréthisme trop lent à venir, mais nécessaire à la consommation de l'acte érotique, se livrent à des attouchements anaux, à une véritable pollution rectale. Pour se faire, elles utilisent les doigts, voire même des corps étrangers qui, parfois s'échappant de leur main, nécessitent, pour leur extraction, l'intervention chirurgicale. Témoin l'histoire de cette fille célibataire qui fut forcée de recourir aux pinces de Saucerotte pour se faire retirer du rectum une fiole d'eau de mélisse des Carmes, de cinq pouces de longueur sur un de diamètre.

(1) *Dictionnaire de médecine et de chirurgie pratique*, t. XXIV, p. 500-501. Paris, J-P. Baillière et fils, 1877.

CHAPITRE III

Causes

Avant de faire le dénombrement méthodique des causes, fort variées dans leur nature et très nombreuses, de la manuélisation, je crois bon de m'arrêter un instant pour faire une petite digression anatomo-physiologique qui ne sera peut-être point inutile dans l'exposé qui va suivre.

Les nerfs qui animent les organes sexuels de la femme viennent de deux sources : ceux du vagin proviennent des plexus hypogastriques ; ceux du clitoris dépendent des plexus sacrés. Les nerfs ischio-clitoridiens, branches du tronc honteux interne, rampent sur la surface dorsale du clitoris, et après avoir envoyé de nombreux filets dans le corps caverneux, se perdent dans les replis que forment supérieurement les nymphes pour entourer le clitoris à la façon d'un prépuce. C'est particulièrement dans ce prépuce, où se fait l'épanouissement des filets terminaux des nerfs ischio-clitoridiens, que M. le professeur Sappey place le siège de la sensibilité vénérienne.

Il est établi en physiologie que la sensation voluptueuse, normale chez la femme, n'est produite le plus généralement que par les mouvements continus de titillation ou de frottement imprimés par le pénis au clitoris qui vient, à la suite de son érection, se mettre en contact avec le membre viril. L'imagination est une aide puissante ; mais, seule, elle peut tout au plus, durant la veille, déterminer la congestion physiologique dont la conséquence sera l'éréthisme génital.

On admet aussi que, presque toujours, l'homme termine plus rapidement l'acte copulateur que la femme, être en ces circonstances, pour ainsi dire, passif. Il en résulte donc, souvent, que la femme est seulement excitée plus ou moins par l'imagination, le désir, l'espoir de la volupté et le contact intime de l'homme, quand l'éjaculation, chez ce dernier, vient mettre brusquement fin au congrès sexuel.

Cette lenteur relative dans la production du spasme vénérien semble avoir été méconnue ou mal interprétée par certains auteurs, qui n'hésitent pas à affirmer que la femme est moins que l'homme portée au plaisir de l'amour (1) ;

____

(1) Voy. Londe, *Hygiène de l'encéphale*, t. I. ch. § 6.

ce qui est encore bien loin d'être démontré.

Est-il, en effet, besoin de noter, contrairement à l'opinion de Londe, la salacité féminine des pays chauds, connue de toute antiquité :

Ægyptiacas fœminas Veneris in tantùm famelicas esse, narrat Herodotus, ut cum hircis rem habeant ?

Faut-il retracer les noms, fameux dans les annales de la débauche, de la reine d'Assyrie, *Semiramis*, de la fille d'Auguste, *Julie*, de l'épouse de Claude, *Messaline*, de la mère de Néron, *Agrippine*, de la femme de Marc-Aurèle, *Faustine*, et d'*Eusébie*, la compagne légitime de Constantin ?

Améric Vespuce, en parlant des habitantes du Nouveau-Monde, n'a-t-il pas écrit :

Ad quamdam novi orbis oram appulit, ubi mulieres libidini adeò erant devinctae, ut, bacchantum more, in nautas furerint ?

Le D\u1d63 Guillemeau, dans sa *Polygénésie*, ne nous apprend-il pas qu'à *Patani*, dans la Péninsule de Malacca, les hommes sont obligés de se mettre des ceintures pour se défendre des entreprises du sexe féminin ?

Voilà pour les contrées à température élevée ; sous les latitudes tempérées et froides, la fille du Régent, *duchesse de Berry* ; *Élisabeth Petrowna* de Russie et la femme de Pierre III, *Catherine II*, qui comptait jusqu'à douze amants à la fois, n'ont-elles pas égalé et surpassé en érotisme les hommes les plus lubriques ?

La suite montrera que ces données peuvent aider à déterminer des causes peu connues de manuélisation.

Les causes d'onanisme sont de cinq ordres :

A. CAUSES PHYSIQUES. — B. CAUSES SOCIALES. — C. CAUSES INTELLECTUELLES ET MORALES. — D. CAUSES MIXTES. — E. CAUSES RELIGIEUSES

A. — Causes physiques

Je les divise en : 1° Particulières ; — 2° Morbides ; — 3° Mécaniques.

1° *Causes physiques particulières*. — On peut encore les appeler prédisposantes naturelles ; ce sont les tempéraments et les idiosyncrasies. Il est certain que les femmes à tempérament bilioso-sanguin, bilioso-nerveux ou nervoso-sanguin, à prédominance ou idiosyncrasie génitale sont, toutes choses égales d'ailleurs, plus portées à la manuélisation que les autres ; bien que l'on dise que les femmes frêles et lymphatiques sont plus lascives, ce qui n'est qu'un préjugé.

Il est certain aussi que les climats secs et chauds prédisposent davantage à l'onanisme que les climats froids et humides.

2° *Causes physiques morbides.* — Le défaut de soins et la malpropreté laissent s'amasser entre les grandes et les petites lèvres et sous le prépuce clitoridien surtout, le smegma, qui n'est, d'après MM. Robin et Littré, qu'un produit de l'accumulation des cellules épithéliales détachées et humectées par le liquide qu'exsude la muqueuse génitale. En se putréfiant, cette matière, mélangée à des poussières venues de l'extérieur, acquiert une certaine âcreté qui occasionne aux organes de la génération un chatouillement désagréable. Pour le faire cesser, l'enfant malpropre se frotte, se gratte, et, s'apercevant qu'à cette manœuvre succède un certain plaisir, un germe de volupté, elle recommence une fois, deux fois, dix fois... elle est devenue masturbatrice. C'est là une cause des plus ordinaires chez les petites filles.

Il en est de même des végétations tant de l'entrée du vagin que du méat urinaire et de la vulve ; de la vaginite, blennorrhagique ou simple, à son début ; de l'inflammation des glandes vulvo-vaginales et surtout de la vulvite.

« L'inflammation de la vulve, — dit A. Guérin (1), — a même ce danger pour les jeunes filles qui, instinctivement, portent la main aux parties géni-

---

(1) *Maladies des organes génitaux externes de la femme*, etc. p. 259.

tales, et finissent par deviner ce vice que le mariage ne guérit pas toujours. »

Des différentes variétés de vulvite, celle dite *œstrale* — vulvite localisée au clitoris, à son prépuce et au voisinage du méat — pousse infailliblement les femmes à la manuélisation. « Dans cette forme — avons-nous écrit ailleurs (1) — le prurit est extrême, le clitoris est en continuelle érection ; les malades ne peuvent s'empêcher, devant le monde et quelle que soit leur pudeur native, de porter fréquemment la main à la vulve et de se frotter violemment. Sitôt seules, elles se livrent sans vergogne à la masturbation. Elles sollicitent, en dépit de toutes convenances, l'accomplissement de l'acte vénérien. Leur face est rouge et animée, leurs regards lascifs et provoquants, leurs propos engageants et lubriques. En un mot, elles offrent, à un degré moindre toutefois, quelques-uns des symptômes de la nymphomanie. »

Le prurit vulvaire, certaines affections de la peau et des muqueuses — quelle qu'en soit l'origine — conduisent au même résultat. Sont dans ce cas; le psoriasis et l'eczéma des grandes lèvres, l'érysipèle vaginal, l'intertrigo, etc. Ces affections sont

---

(1) *Des écoulements blennorrhagiques aigus et chroniques*, etc., suivis d'une étude sur les *Écoulements blancs non contagieux par les organes génitaux chez les deux sexes.*

locales, mais il en est de généralisées qui amènent, et c'est un fait reconnu dans les hôpitaux affectés aux dermopathies, un résultat identique; tels sont l'eczéma général, le prurigo étendu, la gale, etc.

Des conformations vicieuses de l'appareil génital produisent le même effet. Ainsi Roubaud (1) dit, en racontant le cas d'une femme sans utérus et dont le vagin n'avait que la longueur du doigt : » Le sens vénérien, sans présenter une grande » énergie, existe pour les désirs et pour la sensa- » tion voluptueuse. Avant de tomber dans la » prostitution, cette femme avait aimé, et, comme » le coït est douloureux, par suite de la brièveté » du conduit vaginal, elle trouve le plaisir dans » l'attouchement de l'homme et dans la masturba- » tion, etc. »

Les inflammations de l'utérus, les polypes et les corps fibreux de cet organe sont par divers praticiens considérés comme des prédispositions à la manuélisation. M. Calmeil — dit Deslandes — a trouvé chez une monomaniaque, livrée à l'onanisme le plus effréné et dont l'hymen était intact, le museau de tanche et une partie du col de l'utérus d'une couleur violacée, ramollis et ulcérés.

(1) *Traité de l'impuissance et de la stérilité chez l'homme et chez la femme*, p. 537-538.

Allant au-devant d'une objection sérieuse, le praticien précité ajoute : « Assurément on pourrait dire que, dans les cas qui viennent d'être cités, l'affection de la matrice était moins la cause que le résultat des excès qui avaient été commis ; mais on n'en dira pas autant de ces cas où M. Lisfranc a vu la cautérisation du col de l'utérus causer, dans les parties génitales, une espèce d'éréthisme qui s'accompagnait de désirs assez vifs. N'y a-t-il pas en quelque sorte ici preuve expérimentale de ce fait, qu'une irritation de la nature peut produire une exaltation prononcée du sens vénérien (1) ? »

Les affections ovariques ne semblent point non plus être sans influence sur la production des manœuvres onaniques. C'est ainsi que des praticiens et savants illustres, entre autres Vésale, Riolan, Lieutaud, ont observé des altérations des ovaires chez les nymphomanes. Au dire de Blegny (2), une pensionnaire de la Salpêtrière, sujette à de fréquents accès d'utéromanie, étant morte durant un de ces paroxysmes, présenta à l'examen nécropsique des altérations morbides très prononcées de l'ovaire et de la trompe gauches.

Il faut considérer encore, comme cause active ou seulement prédisposante de manuélisation, l'ab-

____

(1) *Loc. cit.*, p. 443-444.
(2) *Journ. de méd.*, t. XXV.

sorption d'aliments et de médicaments amenant une congestion sanguine du côté du l'appareil générateur : tels que les mets épicés par le poivre, la canelle, le clou de girofle, la muscade, la vanille et les truffes ; tels que les boissons excitantes et spiritueuses, la cantharide sous toutes ses formes, le phosphore, le safran, l'absinthe, la rue, la sabine et tous les emménagogues. J'ajouterai certaines odeurs fortes de fleurs ou de parfums : musc, benjoin, patchouli, etc., qui agissent sur le système nerveux de bon nombre de femmes à grande impressionabilité. Les drastiques, à l'intérieur ou en lavement, produisent une action analogue, en congestionnant les viscères du petit bassin. Nous citerons encore la constipation opiniâtre, la présence de scybales ou d'oxyures dans le rectum, qui déterminent des actions réflexes sur les organes sexuels et agissent d'une manière irritative semblable à celle que développe la présence d'un pessaire, d'une éponge ou de tout autre objet dans la profondeur du vagin.

Je ne mentionnerai pas les affections encéphaliques autres que la nymphomanie, bien que quelques-unes semblent agir sur l'appareil génital : les maladies du cervelet, par exemple, telles que tumeurs, inflammation, etc. Serres a rapporté un cas de ce genre.

Il s'agit d'une jeune fille qui, adonnée de bonne

heure aux plaisirs sensuels, se prostitue sans toutefois cesser de se livrer à la manuélisation, ne trouvant pas un contingent suffisant de volupté dans ses rapports coïtaux journaliers... L'autopsie, que l'on eût l'occasion de faire, démontra une inflammation chronique, avec foyer à bords calleux et indurés, du lobe moyen du cervelet. C'était là la cause première de la salacité et de la nymphomanie à la suite de laquelle succomba la malheureuse.

Toutefois je ne puis omettre l'idiotie ; car, au dire de tous les aliénistes, la passion solitaire existe, au suprême degré, chez les idiots, de même que chez certains déments, dont les organes génitaux sont dans un constant état d'éréthisme, et qui précipitent par leurs manœuvres le terme fatal de leur maladie. Ce sont des êtres « se livrant à cette dé- » plorable pratique, — écrit Esquirol, avec ex- » cès, sans pudeur, sans honte et en présence de » tout le monde... et ne paraissant vivre que pour » l'onanisme (1). »

Qui ne connaît l'observation faite par Silvestri de Palerme, d'une idiote qui se manuélisait dès le plus jeune âge et en était arrivée à introduire la main et une partie de l'avant-bras dans le vagin, d'où elle retirait une humeur sanguinolente qu'elle portait à sa bouche ?

_____

(1) *Maladies mentales*, t. II, p. 331-336.

Quelques auteurs, Descurret entre autres, accusent aussi la phtisie pulmonaire ; je partage pleinement cette opinion, mais je dois faire remarquer en même temps que la phtisie est fort souvent aussi la conséquence des manœuvres masturbatrices.

Le Dr Desportes (1) pense que l'exaltation du sens vénérien, qui souvent précède l'éclosion de l'angine pultacée, peut devenir une cause de masturbation chez les jeunes sujets et même chez les adultes. Ce praticien appuie son dire sur huit observations parmi lesquelles se trouve celle d'une dame de 70 ans qui, durant une période prodromique d'un mois environ, avant l'inflammation aphteuse du pharynx, ressentit de tels et irrésistibles désirs érotiques que, malgré son âge et ses sentiments religieux, elle ne put s'empêcher de chercher dans la manuélisation un soulagement à l'ardeur qui la dévorait.

Cette excitation génitale, que le Dr Desportes veut expliquer par les relations des nerfs cervicaux avec le cerveau et l'origine de la moelle, n'est, d'après Deslandes, que la conséquence d'une phlegmasie de la muqueuse sexuelle dont le transport métastatique se fait à un moment donné sur une autre muqueuse ; si bien que, selon ce dernier

(1) *Revue médicale*, août 1828.

praticien, l'érotie n'est pas un signe précurseur d'une inflammation pharyngée exclusivement, mais peut précéder, accompagner ou suivre la phlegmasie de toute autre portion du revêtement muqueux.

« M. le Dr Mirambeau, — ajoute Deslandes (1) pour fortifier son opinion, — m'a communiqué deux observations qui confirment ce fait. La première est celle d'un garçon de 11 ans ; qui fut pris, à la suite d'un refroidissement, d'une gastro-entérite fort opiniâtre. Cette maladie touchait à sa fin quand la surface muqueuse de la verge devint le siège d'une irritation très vive, qui bientôt s'accompagna d'un véritable satyriasis. Les choses en vinrent à ce point qu'on fut forcé de lier cet enfant pour le préserver des manipulations qu'il exerçait sur lui sans relâche, bien que précédemment il ne se livrât à rien de semblable, ce dont M. Mirambeau a la certitude. Le sujet de la seconde observation est une fille de 9 ans qui offrit les mêmes circonstances que dans le cas précédent. On fut également forcé d'employer les liens pour la contenir. La durée de cette érotie fut, dans les deux cas, de dix à douze jours. »

3º *Causes physiques mécaniques.* — α. Certains exercices prolongés, comme la danse et l'équitation, peuvent être considérés comme des causes

(1) *Loc cit.* p. 448-49.

mécaniques prédisposant à la manuélisation : la danse, en congestionnant l'utérus ; l'équitation, outre cette raison, par les secousses directes sur le siège et le haut des cuisses et le froissement des organes de la génération qu'elle occasionne. « Le » trop et le petit galop, — dit Schwartz (1), d'après » Bœrner, — provoquent souvent une perte de » la liqueur séminale chez les personnes qui ne » sont pas habituées à monter à cheval, et qui » sont d'une grande sensibilité, notamment chez » les femmes. »

6. La position assise et la station au lit longtemps prolongées déterminent, elles aussi, de la congestion pelvienne et une irritation génitale favorables à la genèse de la masturbation.

γ. « Il est arrivé, — dit Deslandes (2), — que » des animaux domestiques, des chats, des chiens » surtout, ont, en léchant les parties sexuelles de » jeunes enfants, particulièrement de petites filles, » tiré de sa torpeur un sens qui devait dormir » encore. »

δ. Nous ne pouvons pas ne point nous arrêter à l'influence érotique de quelques métiers mis en jeu par la force corporelle, entre autres de la machine à coudre, dont l'usage est si répandu de

(1) *Loc. cit.*, p. 6.
(2) *Loc. cit.*, p. 514.

nos jours. L'ébranlement que la pédale, dans son va-et-vient, imprime à la partie inférieure du tronc, le mouvement de frottement des grandes lèvres sur les petites, et la chaleur qui en résulte, occasionnent fréquemment l'onanisme : et l'écoulement leucorrhéique, presque constant chez les mécaniciennes, n'est le plus souvent que la conséquence de pratiques contre nature.

L'usage de la machine à coudre est non seulement une cause de masturbation, c'en est aussi un moyen, et les directeurs d'ateliers de confection mécanique, pour peu qu'ils soivent observateurs, s'en aperçoivent très bien.

Durant une visite que je fis un jour à une fabrique d'habillements militaires, voici la scène dont je fus témoin.

Au milieu du bruit uniforme d'une trentaine de machines à coudre, j'entendis tout à coup un de ces appareils fonctionner avec plus de vitesse que les autres ; je regardai la personne qui le mettait en mouvement, c'était une brunette de 18 à 20 ans. Tandis qu'elle poussait automatiquement le pantalon qu'elle confectionnait sur la tablette de sa machine, sa face s'animait, sa bouche s'entr'ouvrait, ses narines se dilataient ; et le va-et-vient des pieds entraînait les pédales dans un mouvement toujours croissant. Bientôt je vis ses yeux se convulser, ses paupières s'abaisser, sa tête pâlir et se renverser en arrière, ses mains et ses jambes s'arrêter et se détendre ; un petit cri étouffé, suivi d'un long soupir, se perdit dans le bruit de l'atelier.

La jeune fille resta pâmée quelques secondes, tira son mouchoir, s'essuya les tempes où perlait la sueur, jeta un regard timide, honteux, encore légèrement égaré, sur ses compagnes et se reprit à travailler.

Avec mon guide qui avait remarqué mon attention, je m'approchai de la mécanicienne qui rougit, baissa le front et balbutia quelques mots avant même que son patron n'eût prononcé une parole pour l'engager à s'asseoir en plein et non sur le bord de la chaise.

Au moment où je sortais, j'entendis de nouveau, mais d'un autre point de la salle, une machine accélérer son mouvement. Mon compagnon se mit à sourire et m'apprit que cela était si fréquent qu'on n'y faisait plus guère attention. Ce phénomène, à son dire, se rencontre surtout chez les jeunes mécaniciennes, chez les apprenties et chez celles qui ne s'asseoient que sur le bord de leur siège, ce qui facilite singulièrement les mouvements de frottement des lèvres génitales l'une sur l'autre.

Il serait à désirer pour la santé et les mœurs d'un grand nombre de jeunes filles et de femmes — on sait, en effet, combien est répandu l'usage des appareils à confectionner — qu'un ingénieur trouvât le moyen de substituer à la force humaine un moteur simple, régulier, économique et que l'on pût adapter à toutes les machines à coudre, quelle que soit leur marque de fabrique.

La bicyclette centuple, est-il besoin de le dire? la nocivité de la machine à coudre.

B. — Causes sociales.

1° La richesse, qui autorise une vie sédentaire et inactive, qui permet le repos prolongé dans des lits de plume chauds, au milieu de l'atmosphère tiède d'une chambre parfumée, et qui procure en excès une nourriture succulente, amène fréquemment les pratiques coupables, en laissant les femmes livrées entièrement au dévergondage de leur imagination. Aussi rencontre-t-on le vice génital plus souvent à la ville qu'à la campagne, où les durs travaux des champs et le grand air usent plus largement la nourriture du travailleur. Et si, cependant, il est aussi fréquent dans la maison du pauvre que dans celle du riche, cela n'infirme pas ce que j'ai dit plus haut, car il y a d'autres forces qui y poussent violemment la fille indigente.

2° En effet, dans la classe besogneuse, c'est la promiscuité des sexes et la vie de famille trop intime qui engendre l'onanisme. Enfant, la fille du malheureux va courir la rue avec des gamins de son âge, ou bien, pour quelques oboles par semaine, est confiée à une vieille garde, ce qui ne vaut guère mieux. Bienheureuse quand, dans l'un de ces deux cas, elle n'a pas l'occasion de satisfaire sa curiosité native et malsaine! Jeune fille, elle entre en apprentissage dans un atelier ou une fabrique; là, les gestes équivoques ou les mots obscènes la mettent bientôt sur la voie. Et lorsque, le soir, elle rentre dans la chambre où grouille pêle-mêle toute la famille; où le père, plus ou moins ivre, plus ou moins abruti, ne se gêne nullement pour se livrer salacement, devant sa progéniture, à ses instincts lubriques; où ses frères se frottent contre elle, souvent dans le même lit, elle comprend alors; et, si un reste de pudeur la fait se défendre contre les propositions de ses compagnons de travail ou du premier venu, elle ne se marchande plus à elle-même un besoin de jouissance, qu'elle n'eût peut-être pas éprouvé dans d'autres circonstances.

C. — Causes intellectuelles et morales.

Outre la culture trop assidue des beaux-arts, de l'étude d'une musique tendre et mélodieuse, du dessin des formes masculines, de la fréquentation habituelle des jeunes gens, qui sont des causes prédisposantes de manuélisation, je range surtout dans cette classe les causes occasionnelles qui suivent :

α. La vue d'images lascives, telles que les cartes à jouer transparentes fabriquées en Allemagne et en Belgique, et les photographies microscopiques qui eurent tant de vogue, il y a quelques années ;

6. La vue de statues aux poses voluptueuses et impudiques, ainsi que de peintures de nudités ;

γ. Les conversations et les gestes obscènes, qui éveillent une curiosité fatale, ainsi que l'accouplement des animaux domestiques, auquel assistent, auquel aident même les femmes de la campagne et parfois les jeunes filles ;

δ. La lecture de romans ou de livres malsains, qui surexcitent l'imagination, engendrent des pensées lubriques et hâtent d'une façon active la corruption des mœurs et leur dépravation. « Combien de jeunes gens des deux sexes, — s'écrie « A. Schwartz, — n'ont-ils pas été rendus esclaves « de l'onanisme par la lecture des romans ! » Et il ajoute : « J'ai connu à Lille, en Flandre, une « jeune personne d'un tempérament bilioso-san- « guin et d'une imagination exaltée, chez laquelle « les romans firent naître cette malheureuse pas- « sion avec tant d'impétuosité qu'elle fut atteinte « en très peu de temps d'un tremblement des ex— « trémités supérieures et d'une faiblesse de la « vue (1). »

(1) *Loc. cit.*, p. 8.

4.

ε. Certaines pièces de théâtre agissent d'une façon plus marquée, quoique moins bien connue peut-être. Au sortir du spectacle, en effet, et rentrées dans leurs chambres, sous l'impression, vive encore, du roman qu'elles ont vu se dérouler devant leurs yeux, les jeunes filles se mettent à songer ; la tête sur l'oreiller, de toutes pièces elles se font héroïnes ; leur cerveau délire, elles aiment, elles sont aimées d'un être idéal qu'elles créent à leur fantaisie. Suivant leur rêve pas à pas, avec tenacité, elles se voient unies, après mille empêchements, à l'objet de leur amour, et, insensiblement, l'imagination aidant, elles se livrent, comme sans y penser, à quelque manœuvre coupable.

ς. Le mauvais exemple, toujours contagieux, tient aussi une large place dans le tableau des causes morales. Dans les maisons d'instruction, véritables foyers d'infection, c'est en compagnie de camarades d'études — ajoutant toujours l'exemple au précepte — que se commet la première faute suivie de bien d'autres plus tard.

« Une coupable négligence, dans les *pensionnats* de jeunes demoiselles, y laisse trop fréquemment introduire le désordre de la masturbation. Cette pratique est dissimulée aux yeux impénétrants ou inattentifs des maîtresses sous le voile de l'amitié, poussée, chez les adolescentes, jusqu'au scandale. Les liaisons les plus intimes sont formées sous ce spécieux prétexte; un même lit reçoit souvent les deux amies, et, par un raffinement inouï, l'on voit des jeunes filles se déchirer l'épiderme léger qui recouvre les lèvres et se donner des baisers ensanglantés, afin de mieux attester l'ardeur qui les dévore et leur fidélité (1). »

Je ne puis résister au désir de reproduire ici une citation, que j'emprunte à Menville de Ponsan (2).

« Chez les Francs, nos aïeux, le comble de l'éducation était d'empêcher la trop libre communication des sexes, et il n'y a pas même plus de deux siècles qu'on pensait avoir atteint le sublime de l'Institution quand on remettait entre les bras d'un époux paré des grâces et des forces de l'adolescence, une jeune fille belle et surtout vierge encore.

« Nous avons un peu raffiné sur ces mœurs, devenues trop gauloises, et je n'oserais décider si, dans les hymens d'aujourd'hui, cette dernière condition est la plus exigée ou la plus exigible; mais les mœurs en sont à ce point de corruption que ce n'est plus de la part des hommes que les jeunes filles ont le plus de dangers à courir..... Eh ! qui se méfierait, pourtant des doux embrassements d'une sœur, des caresses d'une amie?...

(1) *Dictionnaire des Sciences médicales*, t. XXXI.
(2) *Histoire philosophique et médicale de la femme*, etc., etc., page 62-63, t. II.

» Fuis, jeune vierge, un souffle empoisonné; égarée par une erreur de la nature, une fatale ressemblance, une ardente imagination, Zulmis, en te prodiguant ces baisers, croit embrasser un amant... C'est Sapho pensant étreindre Phaon dans chaque objet qu'elle rencontre... Prends-y garde, ce délire nouveau mène plus loin qu'on ne pense... Mais non, elle n'a pas même cette criminelle excuse... Homme, elle t'aimerait moins, et, convaincue de ton sexe, elle t'adore davantage.... Ah ! n'abandonne pas à la recherche de ces mains outrageantes ces charmes innocents, ces pudiques contours ; sais repousser une coupable tentative, réserve à de plus doux combats cette molle résistance...

» Il n'est plus temps, entraînée par la confiance d'un même sexe, le trouble des sens, l'inexpérience du premier âge, la curiosité, il ne lui reste plus rien de nouveau à sacrifier à un époux : fraîcheur, innocence, elle a tout perdu, et la fleur est fanée plutôt que cueillie ; enfin, dupe d'un coup affreux, mais qu'ensuite elle partage, elle va chercher à son tour des victimes parmi ses compagnes novices, et bientôt, à sa dangereuse école, celles-ci vont préluder par des jeux solitaires, à ces ridicules combats.... En vain la nature réclame contre ces plaisirs précoces et les punit par une existence douloureuse de l'infraction à la première de ses lois ; rien ne saurait les ramener au sentier dont elles ont dévié... »

Ailleurs ce sont des précepteurs, des valets ou des servantes qui, marchant à pieds joints sur les devoirs moraux qui leur incombent, initient la jeunesse aux pratiques honteuses. Je pourrais citer à ce propos, s'il en était besoin, une foule d'observations de divers auteurs : Tissot, Salzmann, Rast fils, Bœrner, etc. Je me contente de renvoyer le lecteur aux écrits de ces savants et de ne mentionner que le cas suivant qui m'a semblé fort intéressant :

« On connaît à Strasbourg l'histoire d'un certain
» précepteur qui abusa d'une manière indigne de
» la confiance qu'on lui avait donnée, pour l'ins-
» truction de deux petites filles. Voici le fait :
» L'aînée de ces enfants ayant témoigné un jour
» une certaine répugnance d'assister à la le-
» çon, la mère s'en étonna et la pria de s'expli-
» quer ; l'enfant hésita d'abord ; mais, enfin,
» elle instruisit sa mère de tout ce que le pré-
» cepteur se permettait avec elle. La mère,
» indignée de ce qu'elle venait d'apprendre, en-
» gagea son enfant à assister encore pour la
» dernière fois à la leçon. Elle épia le scélérat, et
» le surprit sur le fait. C'était un homme déjà
» d'un certain âge et père de famille. Il fut li-

» vré à la justice et puni, selon la rigueur des
» lois (1). »

Enfin ne voit-on pas tous les jours des nourrices
mercenaires et quelquefois des mères pousser la
stupidité jusqu'à chatouiller les organes génitaux
de leurs nourrissons, afin d'apaiser leurs cris et de
calmer leurs pleurs?

Ce n'est pas toujours d'eux-mêmes, spontané-
ment, que les enfants du premier âge contractent
ces déplorables habitudes, — dit un auteur que
nous avons déjà cité (2). — Souvent, trop souvent,
ils le doivent à l'initiative et à l'intervention in-
qualifiables d'une personne étrangère; l'on connaît depuis longtemps le triste rôle qu'exerce en ce
cas la nourrice; mais il est rare, je le crois et je
l'espère, de rencontrer, relativement à la forme de
l'intervention, des faits semblables au suivant:
bien que je ne l'aie pas observé moi-même, j'en
puis garantir l'authenticité, car je le tiens de mon
père.

» Dans une famille à laquelle il donnait ses
soins, un petit enfant de 12 à 15 mois, du sexe
masculin, était allaité par une nourrice, laquelle
avait du lait tout à fait insuffisant; or, pour calmer l'appétit non rassasié et les pleurs du petit

(1) Schwartz, *loc. cit.*, p. 9.
(2) *Journal des Sages-Femmes*, 16 mai 1875. Article emprunté à la *Revue scientifique*.

être, durant la nuit, et sans doute aussi pour sauvegarder ses intérêts, cette horrible mercenaire n'avait pas trouvé de meilleur moyen que de pratiquer la succion des parties génitales du nourrisson. Un enfant plus âgé, frère de celui-ci, qui couchait dans la même chambre, témoin inconscient de la chose, la raconta naïvement à la mère.

» Quelque monstrueux qu'il soit, ce fait le cède encore en ce genre à celui que nous allons rapporter et qui est aussi authentique.

» Une petite fille, âgée de 5 ans, ayant contracté des habitudes de masturbation, s'y livrait avec une véritable frénésie le jour et la nuit. Sa mère — et quelle mère ! — n'avait rien imaginé de mieux, pour empêcher sa fillette de pratiquer aussi fréquemment ses attouchements vicieux, que de lui promettre, si elle s'en abstenait le jour, d'intervenir elle-même le soir au moment du coucher ; et elle tenait sa promesse, car elle n'a pas hésité à la réaliser une fois devant une de ses amies, qui assistait au coucher de l'enfant, en expliquant à celle-ci, stupéfaite, la raison, qu'elle semblait trouver toute naturelle, de sa coupable faiblesse.

» Nous disions au commencement de ce récit : Quelle mère ! Et, en effet, l'absence de tout sens moral ou la perversion sont seules capables d'expliquer, sans la justifier, une semblable détermination. Tout ce que nous pouvons dire à cet égard, c'est que la mère, dont il s'agit, était manifestement hystérique; l'influence de cet état maladif est certainement de celles qui sont le plus de nature à donner la raison d'aussi monstrueuses aberrations.

» Quoi qu'il en soit, voilà des faits, qui, on le reconnaîtra, méritent de fixer l'attention et appellent toute la sollicitude tant du médecin que du moraliste, car ils constituent une double plaie sociale et pathologique. »

η. Chez certaines femmes mariées, un penchant contrarié, la haine qu'elles ont pour leur mari sont aussi des causes déterminantes d'onanisme. Forcée de subir les embrassements d'un homme qu'elle méprise ou déteste, l'épouse s'y soumet sans murmure, mais avec une répugnance intime, en pensant à celui qu'elle voudrait sentir près d'elle et qu'elle aime en secret. Alors peu à peu, sous l'influence de ces idées, elle substitue, en rêve, à l'époux véritable l'amant imaginaire et commet ainsi une sorte d'infidélité morale. Rien à reprendre jusqu'ici ; mais bientôt, dans la solitude, elle refait le même rêve, en remplaçant le mâle absent par des pratiques libertines.

C. — Causes mixtes.

Elles sont, comme bon nombre des précédentes,

d'une plus grande fréquence qu'on ne croirait. Toute cause qui fait que la femme, soit par défaut de rapports sexuels, soit par des rapports incomplets, est frustrée des plaisirs que la nature lui a donné le droit de ressentir, doit trouver place dans ce paragraphe. Les principales de ces causes sont : *a.* l'impuissance ou l'indifférence du mari par frigidité, vieillesse, etc. ; *b.* le défaut d'harmonie entre les organes copulateurs des deux sexes ; *c.* la lenteur de la terminaison de l'acte vénérien chez certaines femmes ; *d.* le désir de l'homme de voir partagé par sa compagne le plaisir qu'elle lui procure ; *e.* le veuvage ou l'absence longue du mari ou de l'amant ; *f.* la laideur ou les infirmités physiques de la femme.

a. — On ne peut douter que l'impuissance ou l'indifférence du mari ne prédispose la femme à la masturbation, surtout si elle est jeune et ardente ; c'est là une chose que n'ignorent point les auteurs chinois ; et voici à ce propos ce qu'a vu M. Watremey, à l'obligeance de qui je dois ce qui suit. Il assistait à une représentation théâtrale à Tien-tsin, et, dans un certain passage de la comédie, la scène n'était occupée que par deux acteurs : une jeune femme et un vieux mari. Il était facile de comprendre aux gestes, aux attitudes, en un mot, au jeu des artistes, que la jeune femme faisait remarquer au vieillard cacochyme et impuissant, son époux, que le mariage impose des devoirs intimes qu'il négligeait complètement. Celui-ci alors sortait de scène et revenait bientôt tout joyeux, en lui présentant un de ces phallus gommo-résineux, dont j'ai parlé plus haut, semblant dire : « Voici ce dont » beaucoup de femmes dans votre cas se contentent : » faites comme elles ».

N'est-ce pas cette abstinence involontaire qui fait des habitantes des harems de l'Orient et de l'Inde autant de manuélisatrices, dont l'imagination, surexcitée de toutes façons, est constamment à la recherche de modes nouveaux capables de calmer leur passion érotique, forcément contenue ?

Lorsqu'à l'impuissance du conjoint survit sa lascivité, la cause devient plus active encore. En voici un exemple :

Une artiste lyrique, fort alarmée de voir sa voix perdre sa puissance et sa netteté, vint nous consulter à ce propos. En l'interrogeant, nous apprîmes qu'elle était mariée à un homme de beaucoup plus âgé qu'elle, et, par suite d'une hémiplégie, devenu impuissant. Cet époux, malgré son infirmité, tentait fréquemment l'accomplissement de ses devoirs conjugaux, mais sans autre résultat que d'irriter le sens génital de sa jeune et fougueuse compagne. Souvent même, après de vains efforts de rappro-

chement, il se livrait sur sa femme à des caresses
linguales dans l'intention de ne la point frustrer
d'un plaisir dont elle ne cachait point le désir violent. Ces tentatives, qui n'aboutissaient point,
jetaient chaque soir l'artiste dans un énervement
érotique qu'elle calmait par des attouchements di-
gitaux durant le sommeil de son mari. C'est à partir
de ces manœuvres qu'elle remarqua les troubles
vocaux qui ne firent qu'empirer.

b. — Si l'organe mâle est plus mince que normalement ou, quoique normal, en disproportion
avec l'organe femelle ; si le clitoris est trop petit
ou, par un vice de conformation assez fréquent,
est trop haut placé : malgré la turgescence qui dans
l'éréthisme le porte en bas vers le pénis, il ne peut
éprouver une quantité de frottements assez considérable pour déterminer le spasme voluptueux. La
femme, en ce cas, se rendant parfaitement compte
de l'état de choses, cherche seule, souvent, à combler ses désirs, ou quelquefois invite le mari, l'a-
mant ou un mercenaire d'un sexe quelconque, à
faire naître chez elle le plaisir vénérien. Voici, à
l'appui de ce dire, ce que je trouve dans Roubaud :
« Une femme avait des passions si ardentes que,
» ne pouvant les satisfaire avec son mari — elle
» était obèse — elle payait un étranger pour se
» faire masturber, malgré les principes religieux

» et honnêtes qu'elle avait puisés dans sa fa-
» mille (1). »

Souvent, lorsque le mariage légal ou libre dure depuis un certain temps, quand la première ardeur s'est calmée, l'homme, qu'un besoin de volupté, siégeant plus dans l'esprit que dans le corps, entraîne au congrès sexuel, n'éprouve plus la sensation désirée, faute d'excitation. Il cherche alors à rallumer la flamme qui s'éteint, en faisant prendre à sa compagne des poses lascives, puissants aphrodisiaques des êtres blasés sur les plaisirs ordinaires et naturels. Alors les rapports s'exécutent *à retro*, *modo ferarum* ou encore *ab ore*. Dans ces cas, l'éréthisme de la femme est insuffisant pour enfanter la volupté, mais il suffit pour lui conseiller la manuélisation.

Une Luxembourgeoise de 24 ans, mariée à un ancien soldat d'Afrique, vient me consulter pour un relâchement du sphincter anal. Elle était en même temps atteinte d'un tremblement général et d'hallucinations de la vue qui la terrorisaient. Elle m'avoua en pleurant, mais sans réticences — les preuves de sodomie passive étaient d'ailleurs flagrantes — que peu après son mariage, qui remontait à trois années, son époux avait inauguré avec elle des rapports buccaux et surtout rectaux. Excitée

____

(1) *Traité de l'impuissance et de la stérilité*, t. II. p. 530.

au plus haut degré, mais non satisfaite par ces rapprochements dégoûtants, dont la fréquence la maintenait dans un état d'éréthisme constant, elle se livrait plusieurs fois par jour, pour calmer ses désirs, à des manœuvres solitaires, qui ne faisaient que l'irriter davantage.

c. — Nous avons vu plus haut que l'homme termine souvent la copulation avant la femme ; il s'ensuit que cette dernière, à cause de cette lenteur qui ne lui permet d'avoir qu'un commencement de plaisir, se dégoûte à la longue d'un acte qui est pour elle plus ennuyeux qu'agréable, et s'abandonne à des pratiques contre nature, solitaires ou étrangères, qui lui permettront de consommer une jouissance que le coït ne lui apprit qu'à pressentir.

d. — Il est chez l'époux ou l'amant un désir, pour ainsi dire inné, que personne ne révoquera en doute : c'est de voir partagée par sa compagne la sensation voluptueuse qu'il éprouve. Si la femme est naturellement froide et, de plus, habile, elle simule une impression qu'elle ne ressent point, façon adroite et intelligente de s'attacher son conjoint. Mais toutes les femmes n'agissent point ainsi. Quelques-unes à tempérament chaud, à imagination vive, le coït les laissant apathiques, indiquent, par des paroles caressantes ou des gestes expressifs, à leur amant ou à leur mari, un moyen détourné d'arriver au but désiré. Or, ce moyen est toujours une manœuvre illicite.

D'ailleurs, il faut l'avouer, les hommes sont loin d'être étrangers à la génèse du goût de la manuélisation chez la femme. Ils peuvent faire leur *meâ culpâ*. Quand un jeune homme cherche à obtenir les faveurs d'une femme, quelle que soit la classe à laquelle elle appartient, après les cadeaux, les paroles amoureuses, l'excitation alcoolique même, après les baisers de toutes sortes, pour élever l'éréthisme érotique de sa compagne au diapason du sien et arriver à son but, il n'hésite pas, dès qu'il croit le moment propice, à glisser la main sous les vêtements féminins et à se livrer à des manœuvres à la fin desquelles la femme s'abandonnera tout entière à lui.

Voici un fait, assez curieux pour être raconté, qui se passe fréquemment dans les villages du Pas-de-Calais et sans doute ailleurs : Lors d'une union matrimoniale entre campagnards d'une classe peu élevée, les gens de la noce, jeunes filles et garçons, deux à deux, après le repas nuptial et avant le bal, se retirent dans une chambre, quatre, cinq et six groupes ensemble ; et là, après des quolibets d'un goût équivoque, ils se trouvent adroitement plongés dans l'obscurité. Les jeunes gens alors prennent leurs compagnes sur les genoux ; et les jeunes filles, qui se livreraient à peine pour un empire à leurs amoureux, se laissent, tant leur pudeur est élastique, manuéliser avec plaisir.

Il me semble évident que ce serait là une manière d'apprendre l'onanisme à une fillette qui ne le connaîtrait pas.

e. — Il se rencontre, dans le monde, des femmes ardentes, dont le mariage calmait les désirs fougueux. La mort les prive brusquement, et jeunes encore, de leurs époux. Les convenances sociales, un ou plusieurs enfants les empêchent de contracter une nouvelle union. Les scrupules religieux ou la crainte d'une grossesse, en dehors du mariage, leur défendent de prendre un amant; cependant les désirs deviennent d'autant plus pressants et vivaces qu'ils ont été plus longtemps comprimés. Comment sortir de cette situation? Comment arriver à tarir leur soif de volupté? Par un seul mode, pour les conséquences duquel, dit Juvénal, *abortivo non est opus !*

Ce que je dis du veuvage vrai, peut s'appliquer absolument au veuvage momentané que les voyages de l'époux occasionnent dans certains ménages. J'eus, en 1871, l'occasion de soigner, à Lille, une femme de 22 ans qui se trouvait dans ce cas. Elle était atteinte de leucorrhée rebelle. Ne pouvant sûrement assigner de cause à cette affection chez une personne de sa constitution, je soupçonnai l'onanisme. Après quelques dénégations, cette dame m'avoua que son amant faisait des voyages de plusieurs mois et que, durant ce temps, elle était torturée par des désirs presque irrésistibles. Elle les calmait à l'aide de titillations clitoridiennes : « J'ai « d'abord, me dit-elle, beaucoup d'attachement pour « mon amant ; et, ensuite, je n'oserais me livrer à « un autre homme, durant son absence, dans la « crainte d'une grossesse ; je n'ai donc que ce seul « moyen de me satisfaire. »

f. — Fréquemment on trouve des malheureuses, tristement douées par la nature d'une laideur repoussante ou d'infirmités hideuses. Pour elles, pas de liaisons, pas de mariage, point d'amour, point d'hommes ; et toutefois, comme les autres personnes de leur sexe, elles ont un cœur à épancher, un besoin inné d'attachement et des sens à satisfaire. Tout le monde les repousse et les raille ; qu'en résulte-il ? Elles deviennent presque fatalement les victimes du libertinage solitaire.

— « La masturbation peut tenir quelquefois à » une disposition héréditaire, car il paraît prouvé » que des enfants nés de parents lascifs succombent » plus facilement aux tentations de la volupté » que les autres. Nos facultés intellectuelles peuvent » être transmises par la génération, en sorte

» qu'en naissant, nous apportons le germe de nos
» bonnes ou mauvaises qualités :

« Sæpe patris mores imitatur filius infans.
« Qualis erat mater, filia talis erit :
» Casta refert castæ genitricis filia mores,
» Lascivæ nunquam filia casta fuit. »

(CHR. MATHIÆ, *Theat. hist.*, p. 601.)

— Souvent les mœurs du père sont imitées par
son fils, dès l'enfance. Telle était la mère, telle sera
la fille : une fille chaste conserve les mœurs de la
femme chaste qui l'engendra. Jamais une femme
lascive n'eut de fille chaste.

« L'expérience, — ajoute l'auteur dont nous ci-
» tons un extrait, — nous a fait voir qu'un enfant,
» né de parents innocents, peut quelquefois sucer
» le crime avec le sein d'une nourrice mal choisie.
» Verum etiam, — dit Schurigius, — vitiorum quo-
» rumcumque sementa moralia cum lacte intro pe-
» trant, ac in vitam perseverant. Observavi sic nu-
» tricem, salacem, furtivam, avaram, iracundamque,
» suam fragilitatem transtulisse in pueros (1). »

— Les germes moraux des vices, quels qu'ils
soient, avec le lait pénètrent dans l'organisme de
l'enfant et persévèrent durant sa vie. Ainsi j'ai vu
une nourrice lubrique, voleuse, avare et irascible,
transmettre à des enfants sa faiblesse morale. —

(1) Schwartz, thèse citée, p. 11

5.

J'aurai terminé cette longue énumération des causes d'onanisme lorsque j'aurai dit quelques mots sur l'étiologie religieuse.

E. — Causes religieuses.

Il ne m'appartient pas ici de juger la religion ; cependant il est évident pour beaucoup que certaine partie du culte, telle que la confession, est chose fort ardue et qui demande un tact d'une délicatesse inouïe de la part de celui qui exerce le ministère.

Le père trappiste Debreyne, auteur de la *Mœchiologie*, dit lui-même « que la trop grande curiosité du confesseur est capable de perdre les jeunes gens de l'un et de l'autre sexe. On en a vu qui, après avoir été imprudemment interrogés sur le sixième commandement, ont essayé de faire ce que leur confesseur leur avait appris par son indiscrétion. »

Il est certain pour nous que le confesseur outrepasse ses droits quand il questionne sa pénitente « de actu conjugali, de situ, de osculis more columbino, de amplexibus, de tactibus impudicis, » quand il lui demande si : « In copula erat succuba vel incuba », ou la force à se rappeler si jamais son époux « semen emiserit extra vas ».

Les interrogations pénitentielles sont intempestives quand, s'adressant à une jeune fille ou à une femme, elles sont les suivantes :

« Fecisti quod quædam mulieres facere solent, quoddam molimen aut machinamentum, in modum virilis membri, ad mensuram tuæ voluptatis, et illud loco verendorum tuorum aut alterius cum aliquibus ligaturis ut fornicationem faceres cum aliis mulieribus, vel alia eodem instrumento sive alio tecum ?...

» Fecisti quod quædam mulieres facere solent, ut jam supradicto molimine vel alio aliquo machinamento tu ipsa in te solam faceres fornicationem ?

» Fecisti quod quædam mulieres facere solent, quando libidinem se vexantem exstinguere volunt, quæ se conjungunt quasi coire debeant et possint, et conjungunt invicem puerperia sua et sic confricando pruritum illarum exstinguere desiderant ?...

» Fecisti quod quædam mulieres facere solent ut succumberes aliquo jumento et illud jumentum provocares ad coitum qualicumque posse ingenio ut sic coiret tecum ?...

» Fecisti quod quædam mulieres facere solent ut cum filio tuo parvulo fornicationem faceres, ita dico ut tuum filium supra turpitudinem tuam poneres ut sic imitareris fornicationem ?... »

Et bien que l'auteur (1) à qui j'emprunte ces

____

(1) *Le Confesseur*, par l'abbé***, t. II, ch. v.

extraits affirme que c'est la méthode confessionnelle exposée dans tous les livres de *Théologie Erotique*, je pense pour l'honneur du clergé que ces préceptes sont tombés en désuétude.

Une chose toutefois que je ne comprends pas bien, moi qui ne sais trop ce que la théologie a à voir dans cette question, c'est l'esprit qui a pu guider le père jésuite Gury dans sa *Théologie morale* devenue classique. D'une part, il est admis par tous les Casuistes et par lui-même que « delectatio venerea ad solam generis humani propagationem indulta est », d'autre part, le disciple de Loyola déclare illicite l'usage du mariage « si fiat ob solam voluptatem. » (*Comp. Theolog. mor.*, tom. II, p. 407). C'est fort bien, mais alors, ces choses-là admises, pourquoi autorise-t-il la masturbation chez les femmes mariées, comme il résulte du passage suivant, où il enseigne que l'épouse ne pèche point « quæ se ipsam tactibus excitat ad seminationem statim post copulam in quâ vir solus seminavit? » — (*Compend. Theolog. mor.*, tom, II, p. 417). — Logique bizarre! Ce sont là, il semble, des idées corruptrices au premier chef, et sur lesquelles il est inutile d'attirer plus longtemps l'attention.

Je ne veux point parler non plus de l'abominable rédaction des Livres mystiques et des cantiques où l'amour divin est exprimé par des phrases un peu trop sensuelles, à notre très humble avis.

Quelques réformes sur ces choses religieuses, que nous n'avons point voulu approfondir, — et pour cause — seraient très bien venues des penseurs impartiaux qui ne pourraient plus alors répéter, avec l'auteur du *Maudit* : « C'est ainsi que direction, lectures mystiques, livres de piété composés pour les jeunes personnes, où, tout en voulant leur enseigner à être *chastes*, on leur apprend *comment on ne l'est pas*, consomment un véritable viol moral. »

CHAPITRE IV

Signes.

Comment diagnostiquer la masturbation?

Cela est quelquefois, je l'avoue, peu facile. Il n'est à proprement parler, aucun signe sûr, aucun symptôme vraiment pathognomonique de ce vice; toutefois il existe un certain nombre de caractères qui, pris individuellement, ne diraient rien, mais dont l'ensemble donnera une forte présomption à un observateur attentif et fera même presque à coup sûr, reconnaître l'habitude manuelle, malgré les dénégations des intéressées, à un œil adroit et exercé.

Je classe ces signes sous trois chefs : A. Signes physiques généraux. — B. Signes intellectuels et moraux. C. — Signes physiques locaux.

A. Un teint pâle, blême, blafard et plombé; les yeux tristes et troubles; les pupilles dilatées portées en haut et en dedans, quelquefois en dehors; les paupières rouges, engorgées, lourdes, surtout les supérieures, accolées au réveil, et entourées inférieurement d'un demi-cercle bleu brunâtre ; un regard fixe et hébété, dirigé vers le sol ; des lèvres livides ; l'allongement et l'aspect languissant du visage, quelquefois une légère bouffissure des pommettes ; l'amaigrissement rapide, sans maladie qui en rende compte et malgré la voracité de l'appétit, un aspect chétif ; une démarche chancelante et mal assurée ; un défaut de coordination des mouvements ; une faiblesse musculaire plus ou moins prononcée, surtout vers la région lombaire ; un tremblement des membres supérieurs et inférieurs ; des sueurs nocturnes ; une urine trouble et sédimenteuse ; un frisson presque continuel ; la manière de s'asseoir ; la position des mains dans le lit ou durant la veille ; un développement incomplet et en disproportion avec l'âge ; une stature trapue et ramassée, ou une taille trop svelte, trop élancée ; enfin une susceptibilité nerveuse extrême ; des étouffements, des battements de cœur, des intermittences du pouls ; de la céphalalgie ; de la gastralgie ; des lipothymies, des syncopes faciles ; un sommeil troublé par des rêves voluptueux ou des cauchemars terrifiants : voilà les signes physiques généraux.

B. Une sorte de tristesse instinctive inexplicable, poussée jusqu'à la taciturnité ; un caractère peureux, inégal et chagrin, porté jusqu'à la colère; une timidité exagérée en présence des parents et farouche à l'aspect des étrangers ; une grande inaptitude au travail ; une mémoire rebelle ; un esprit obtus ; une indifférence pour le jeu et les travaux d'esprit ; l'amour outré de la solitude ; une paresse profonde ; l'habitude du mensonge ; les embrassements et les caresses exagérées entre jeunes filles ; enfin un certain aspect, un je ne sais quoi plus facile à saisir qu'à exprimer par des mots : tels sont les signes intellectuels et moraux.

C. La croissance prématurée de l'appareil génital externe ; la déchirure de l'hymen quelquefois ; l'humidité anormale du vagin et de la vulve ; la béance, la dilatation et la pâleur ou la rougeur extraordinaires de ces organes ; les écoulements leucorrhéiques ; l'allongement et la sensibilité morbide du clitoris où souvent siègent les excoriations ; enfin les corps étrangers de toutes formes et de toutes matières trouvés dans les organes génito-urinaires ou le plus souvent rencontrés dans le lit, cachés sous le matelas, constituent la sémeiologie physique locale.

Cet ensemble de signes, dont la connaissance fera éviter toute erreur, ne permettra pas de révoquer en doute, comme cause originelle, le vice de masturbation chez celles qui les présenteront. Aussi dois-je ajouter ici que — tant est répandue cette triste passion — chaque fois que le praticien, mis en présence d'une des maladies dont nous allons nous occuper, ne pourra lui assigner une cause à peu près certaine, il lui sera permis de soupçonner chez sa patiente des manœuvres illicites ; et il devra diriger ses investigations de ce côté.

« Combien de fois, — écrit Réveillé-Parise, — n'a-t-on pas attribué des maladies, résultant de l'onanisme, à des causes fort innocentes, aux causes qui étaient signalées soit par le malade lui-même qui se croit intéressé à donner le change sur le mal qu'il éprouve, soit par des personnes abusées et sans défiance ! Combien de fois, en ce qui me concerne, me suis-je abstenu de questions nécessaires que tous les parents entendent avec déplaisir, que la plupart même repoussent avec empressement comme un outrage ! »

Le praticien ne doit pas se laisser influencer par des dénégations même catégoriques ; son devoir lui commande d'insister lorsqu'il se croit dans le vrai. Trop souvent on le trompe avec la meilleure foi du monde. Les mères ne peuvent que difficilement croire aux défauts, à plus forte raison aux vices de leurs filles. « En général, trop confiantes et trop crédules, — a dit Lachaise, — les mères se reposent sur les effets probables d'une éducation toute morale et religieuse dans laquelle elles les élèvent, ou s'imaginent trop volontiers que l'innocence de leurs filles doit les mettre à l'abri d'un tel fléau, et dans tous les cas ne reconnaissent le mal que lorsqu'il a fait d'immenses progrès et qu'on leur en a manifestement découvert la source. »

Dans ces dernières années, le Dr Baraduc a découvert un nouveau signe, pour ainsi dire certain, de manuélisation. Malheureusement, ce signe n'existe que dans quelques cas, je veux dire chez les blessées, les amputées, les fracturées avec plaies et les brûlées, en un mot chez toutes celles qui sont atteintes d'une solution de continuité des téguments.

D'après le Dr Baraduc, chez les blessées qui se manuélisent, on ne tarde pas à voir apparaître, sur la cicatrice récemment formée ou en voie de formation, « un petit bouton, un point blanc jaunâtre peu proéminent, de la grosseur, de la forme et de la couleur d'un grain de millet. C'est une petite vésicule contenant une matière un peu visqueuse qui produit le soulèvement d'un épithélium transparent et de nouvelle formation. Cette membrane se déchire au bout de vingt-quatre ou de trente-six heures et laisse voir une ulcération irrégulière, à fond grisâtre ou jaunâtre, dont les bords sont presque taillés à pic et restent souvent revêtus de la matière qui occupe le fond de l'ulcération..... Souvent il existe une seule ulcération sur un point de la nouvelle cicatrice ; quelquefois il s'en développe deux à distance l'une de l'autre, succédant toujours à leur vésicule miliaire. Dans d'autres circonstances on voit, dans le voisinage de l'ulcération, une ou plusieurs granulations miliaires, qui se convertissent promptement en ulcérations par la rupture de l'épithélium sous lequel, ou dans l'épaisseur duquel, la matière visqueuse, grisâtre ou jaunâtre est déposée. Plusieurs ulcérations se réunissent alors pour en former une seule plus étendue, à bords irrégulièrement dentelés, taillés à pic, s'ils sont dépouillés de la matière visqueuse jaunâtre ; mais paraissant inclinés de la surface vers le fond, lorsqu'ils sont revêtus ou doublés de cette matière, qui en recouvrant le fond et les anfractuosités des bords, en dissimule ou en masque la configuration réelle.

» L'ulcération ou les petites ulcérations disparaissent assez rapidement, quarante-huit heures suffisent ; la cicatrisation de la plaie se raffermit pendant plusieurs jours ; puis subitement apparaît une nouvelle ulcération. Cette intermittence est l'indication d'une suspension, de même que la réapparition des ulcérations décèle la reprise des manœuvres auxquelles le malade a l'habitude de se livrer. »

A l'appui de son dire, le Dr Baraduc cite huit observations. Nous allons reproduire la première et la dernière, dont le lecteur pardonnera certainement la longueur à cause du grand intérêt qu'elles présentent et de la valeur que comportent leurs détails.

« Une jeune fille de 12 ans, d'une bonne constitution, fraîche et bien portante, non lymphatique, est renversée par une voiture dont la roue passe sur sa jambe gauche et la fracture à la réunion du tiers inférieur avec le tiers moyen. Une large plaie existe à la partie antérieure, cette plaie a 5 centimètres de longueur sur 2 de largeur ; elle est oblique de dedans en dehors et de haut en bas ; l'os est à nu, plusieurs esquilles devront être détachées. Un appareil de Scultet maintient la fracture ; chaque jour la plaie est pansée avec cérat et charpie, quelques cataplasmes sont appliqués. Il se développe du gonflement et de l'inflammation que l'on combat par des affusions froides. Trois semaines après l'accident, l'inflammation avait disparu, on enlève trois petites esquilles. La fracture ne tarde pas à se consolider et la plaie se cicatrise. Après la septième semaine, la plaie est remplacée par une cicatrice de 4 centimètres de longueur sur 1 à 2 de largeur ; sa couleur est d'un rouge violacé. Deux jours plus tard on devait donner des béquilles à la petite malade, pour lui faire faire ses premiers pas, lorsque je fus détourné de ce projet par la présence d'une ulcération de 2 millimètres environ, située sur le bord de la cicatrice. Le fond de cette ulcération est recouvert d'une couche très mince d'une matière adhérente, un peu visqueuse, d'une couleur gris-perle légèrement lavée de jaune. Les bords ont un demi-millimètre de hauteur et sont uniquement formés par la pellicule cicatricielle ; ils sont presque taillés à pic, à la manière des chancres huntériens, sans relief et sans coloration particulière de la cicatrice environnante. A 2 ou 3 millimètres de l'ulcération se trouvent deux granulations de la grosseur d'un quart et de la moitié d'un grain de millet, à peine en saillie sous l'épithélium de nouvelle formation : l'un paraissant d'un blanc grisâtre, c'est le moins volumineux ; l'autre d'un gris jaunâtre ; le lendemain, la pellicule étant déchirée, deux ulcérations existent. — Purgation, pansement avec vin aromatique, repos. — Je préviens la petite malade qu'elle doit s'attendre à ne pas se lever avant la guérison des trois ulcérations. Quatre jours après, la première ulcération est guérie, les deux autres ont leurs bords affaissés, leurs fonds sont superficiels ; et le sixième jour, ulcérations anciennes et récentes ont entièrement disparu, laissant à peine traces de leur existence.

» Des béquilles sont données à la malade qui fait quelques pas dans la salle, heureuse de pouvoir sortir prochainement de l'hôpital. Cependant les forces ne reviennent pas, la figure reste pâle, un peu bouffie. Deux jours après que la malade eut commencé à marcher, j'examine la jambe, qui avait de l'enflure à la hauteur de la cheville ; puis, jetant un coup d'œil sur la cicatrice, j'aperçois une nouvelle ulcération, de même nature que les précédentes, située au centre même de la cicatrice. Dans l'ignorance où j'étais de sa cause, j'attribuai cette ulcération à la marche des jours précédents ; j'ordonnai le repos, et les pansements au vin aromatique recommencèrent.

» Le lendemain un groupe de quatre à cinq petits boutons ou vésicules se forme tout près et en dedans de la première ulcération. Ces granulations ont la plus grande ressemblance avec de petits grains de millet placés sous l'épithélium transparent. Vingt-quatre heures plus tard, ils formaient autant d'ulcérations irrégulières, réunies à la plus ancienne et affectant en miniature la forme phagédénique.

» La peau est sèche, le pouls irrégulier et nerveux ; la face est pâle, les paupières un peu gonflées, les pupilles sont très largement dilatées même à la lumière. — Pour la première fois, il me vint à la pensée que la jeune malade, d'ailleurs très intelligente, se livrait à certaines habitudes qui pouvaient bien être la cause de l'apparition irrégulière et si fréquente de toutes ces ulcérations. — Je causai avec elle, je la raisonnai : et, après l'avoir un peu effrayée à l'occasion du retour de ces petites

plaies, je lui dis en, fixant mon regard sur le sien :
« Ma chère enfant, je n'ignore plus la cause de
toutes ces ulcérations et vous ne guérirez jamais,
vous avez une habitude qui vous en empêchera ;
vous portez vos mains... où vous ne devez pas.
Vous l'avez fait il n'y a pas plus de vingt-quatre
heures, je le vois à votre plaie ;... il y a déjà longtemps que vous avez cette habitude, n'est-ce pas ?
— Oh ! non, monsieur... cela ne m'est arrivé que
trois fois, me dit la pauvre enfant en rougissant
beaucoup. » Après cet aveu, je rassurai la malade
et la calmai un peu en lui disant : « Voyons, chère
enfant, voulez-vous guérir promptement, marcher
comme tout le monde et sortir de l'hôpital, ou rester au lit toute votre vie et périr misérablement ?...
Cela dépend de vous. » Quelques larmes coulè-
rent, puis je fus mis au courant de la situation.
J'exigeai la promesse de ne plus recommencer, et
tel était le vif désir de cette malade de sortir de
l'hôpital qu'elle me dit avec la plus grande in-
génuité : *Je ne sais vraiment si j'aurai la
force nécessaire pour tenir ma promesse ; faites-
moi attacher les mains, cela sera plus sûr.* —
Pauvre enfant !... Cela ne devait pas être une
garantie suffisante contre sa funeste habitude.
Avec son consentement je lui fis passer la camisole et attacher les deux mains de manière
à ce qu'elle pût les porter à la tête et à la poi-

trine, mais nullement au-dessous de la taille.

» Pendant douze jours, les mains sont ainsi maintenues pour vaincre l'habitude. La cicatrice de la plaie est bien consolidée; les ulcérations se guérissent et la petite malade semble assez affermie dans sa résolution. Les huit premiers jours se passent ainsi, au bout desquels *nouvelle ulcération* !... Une à chaque angle de la cicatrice. Évidemment, l'enfant a dû se faire détacher pour donner satisfaction à quelque besoin légitime, *et elle aura mis le temps à profit* !... Il n'en est rien : l'enfant nie le fait, ses mains n'ont point été libres un seul instant; elle n'a pu s'en servir à l'usage défendu !... Elle pleure et n'avoue rien. Les malades voisines confirment ce que dit la jeune fille. Cependant la preuve est là, doublement représentée par chacune des ulcérations : — à quoi attribuer leur existence ? — A un état particulier du sang ?... — A une diathèse quelconque ?... Je ne pouvais l'admettre ; à son arrivée, l'enfant avait tous les caractères d'une excellente santé et d'une constitution parfaite.

» Tenant essentiellement à être fixé sur cette question, je priai la sœur de la salle de redoubler de surveillance. A quelques jours de là, sur les huit heures du soir, la sœur m'exprima quelques soupçons, et nous allâmes visiter la malade. Elle était endormie et, sans la réveiller, nous relevons subitement la couverture et le drap des pieds à la tête : nous trouvons l'enfant couchée sur le dos, les bras maintenus écartés, la jambe fortement fléchie sur la cuisse, appuie les orteils sur la cuisse opposée et fixe ainsi le talon au-dessous de la région pubienne.

» L'enfant n'est pas encore nubile ; aucun signe de puberté n'existe au-devant du pubis ; mais toutes les régions pubiennes et sous-pubiennes sont pointillées de gouttelettes de sang, et offrent l'aspect d'un vésicatoire auquel on vient d'arracher sa première couche pseudo-membraneuse. Quels frottements ont été nécessaires pour produire un pareil résultat ! Quelle aberration de la sensibilité a pu faire poursuivre un plaisir à travers de si vives douleurs ? — N'est-ce pas là un fait qui prouve que plaisir et douleur sont deux sensations dont les extrêmes se confondent, et ne permettent plus d'assigner à l'une ou à l'autre ses limites respectives ? C'est cette ardeur, dont les traces sanglantes couvriraient de honte la pauvre enfant, qu'elle s'efforçait à ne point laisser connaître. Aussi respectâmes-nous son sommeil, et ce ne fut que le lendemain, en présence de la sœur seulement, que je démontrai à la malade la nécessité de se soumettre à un traitement qui la mît dans l'impossibilité de se livrer à sa fatale habitude. Après un consentement plein de spontanéité, les jambes furent maintenues allongées et écartées l'une de l'autre.

» Voici donc la pauvre petite dans l'impossibilité de porter les mains et les pieds dans les régions sur lesquelles elle exerçait avec tant de fureur son ardente nymphomanie.

» Huit jours ont suffi pour cicatriser une ulcération de 15 millimètres de diamètre, formée par la réunion de plusieurs ulcérations simples. La jeune fille, plus que jamais désireuse de vaincre sa funeste habitude, est restée quinze jours encore dans l'impossibilité d'éluder ses promesses. Pendant ce temps, toutes traces d'ulcération ont disparu ; la santé est devenue excellente, et la convalescente quitte enfin l'hôpital, l'esprit et le cœur pleins de bonnes résolutions. »

— « Une belle jeune fille de 12 à 13 ans, brune, aux yeux noirs, d'une bonne constitution, mais d'une maigreur excessive, est conduite chez moi à l'occasion d'une brûlure phlycténoïde occupant le dos de la main gauche.

» Cette brûlure, occasionnée par de l'eau en ébullition, est au sixième jour de l'accident. L'épiderme a disparu, la plaie est à vif, mais présente quelques traces de cicatrice à sa circonférence. Pansement avec huile d'amandes douces délayée dans un lait de chaux. Quatre jours plus tard, la cicatrice recouvre les deux tiers de la plaie. Une plaque cicatricielle en occupe aussi le centre et forme une île, au milieu de laquelle apparaît une granulation d'un gris jaunâtre, de 1 millimètre de diamètre, sans rougeur autour d'elle, et semble être un grain de millet placé sous un épithélium transparent. Plusieurs autres granulations de même nature et de même couleur apparaissent aussi sur cette partie de la cicatrice qui existe en bordure autour de la plaie. Ces granulations ne tardent pas à produire des ulcérations caractéristiques par la rupture de l'épithélium nouvellement formé. Ces petites plaies sont peu profondes, 1 millimètre environ, les bords et le fond sont recouverts d'une matière grisâtre, assez visqueuse, sous laquelle le tissu est d'une couleur gris-perle un peu rosé. La présence de la matière donne à l'ulcération la forme d'un petit cratère à bords inclinés ; mais, après avoir enlevé cette matière mucoso-visqueuse, on voit les bords de l'ulcération comme taillés à pic ou à l'emporte-pièce.

» Selon la mère, la jeune fille est depuis longtemps malade, elle a été traitée pour différentes affections de poitrine et des entrailles, mais sans succès, dit-elle, et, depuis six mois surtout, elle a subi un amaigrissement progressif effrayant. En effet, ses joues sont creuses, ses pommettes saillantes, ses arcades zygomatiques sont fortement en relief au-dessous de la fosse temporale. L'enfant est devenue triste, ses paupières sont gonflées, ses pupilles largement dilatées ; une petite toux sèche existe depuis quelques jours, accompagnée de fréquentes palpitations. La jeune malade est d'une irritabilité excessive ; ses digestions sont difficiles, elle est dyspeptique ; des pesanteurs se font ressentir à l'estomac après chaque repas. Le pouls est petit, faible, fréquent et irrégulier, du dévoiement existe depuis plusieurs jours ; c'est le commencement de la fin.

» La mère se désole, elle adore sa fille. La fille pleure en voyant les larmes de sa mère. — Profondément ému de cette situation, j'ausculte, j'examine avec le plus grand soin tous les organes splanchniques, et, ne trouvant rien qui me rende compte de tous ces accidents, je reste bien convaincu que j'ai en ma présence un terrible exemple des effets les plus funestes de la nymphomanie. L'existence des ulcérations ne me permet pas un doute.

» La mère ne peut croire et partager les idées que je lui communique en particulier ; elle se révolte à ce soupçon qui ne fait d'abord que planer sur sa fille chérie ; puis elle se récrie avec la plus vive énergie et nie la possibilité du fait que je lui affirme. — La *chose* n'est pas même probable ; elle ne quitte son enfant ni le jour ni la nuit, elle l'accompagne dans les lieux les plus secrets ; *c'est donc matériellement* impossible. Pauvre mère !... Elle ne comprend pas que de petites ulcérations soient pour moi une preuve irrécusable.

» Je prie l'excellente femme de me laisser seul avec sa fille. Aussitôt je fais à cette enfant le tableau de sa situation, de la douleur de sa mère si elle vient à la perdre. La pauvre enfant se rattache à la vie avec une ardeur fébrile : — Je ne veux pas mourir, dit-elle, et cependant je sais bien que je n'en ai pas pour longtemps !

» Je lui parle alors de ses souffrances, je lui dis que j'en connais la cause et que, si elle veut m'aider à la tirer de ce fâcheux état, il n'y a pas de temps à perdre ; cela peut encore être possible, mais il faut qu'elle mette en moi une confiance absolue et qu'elle ne me cache rien de ses secrets les plus intimes, *de ceux qu'elle ne dit pas même à sa mère.* Après de nombreuses hésitations entrecoupées de bien des larmes, j'apprends que, malgré la surveillance incessante de sa mère qui ne la quitte pas d'une seconde et qui couche avec elle, la jeune fille parvient encore à tromper sa vigilance.

» Voici le fait tel qu'elle me l'a raconté : « Je me mets au lit la première et je ne tarde pas à faire semblant de dormir ; je ronfle même un peu, pour bien rassurer ma mère et lui faire croire que je dors ; mais il n'en est rien. J'écoute, et lorsque j'ai acquis la certitude que ma bonne mère est bien endormie, je me hâte de me livrer à ma funeste mais insurmontable habitude. Au matin, ma mère, très confiante, me trouve endormie, le front baigné de sueurs, ou très fatiguée au réveil. J'ai bien des remords de la voir si peinée, mais cela ne m'empêche pas de recommencer, me promettant toujours que cette fois sera la dernière. »

» Je fus autorisé à mettre la mère dans la confidence. La foudre tombant à ses pieds ne l'aurait pas plus atterrée que cette révélation, quoique faite avec tous les ménagements possibles, la pauvre femme n'en revenait pas d'avoir été abusée aussi longtemps, elle qui jurait, par ses grands dieux, que sa fille était parfaitement innocente du *crime* dont je l'accusais. Mais si les larmes de sa chère enfant ne laissèrent plus un seul doute dans son esprit, les promesses de la pauvre petite commencèrent à la rassurer.

» Dès ce moment, l'enfant prit une camisole à manche unique, sans ouverture. Le désir de vivre lui donna le courage de combattre des habitudes si invétérées chez elle ; la surveillance de sa mère devint inévitable et plus efficace ; aussi les accidents ne tardèrent-ils pas à se dissiper. — Bains, frictions, exercice modéré, régime analeptique : viande rôtie, vieux bordeaux, devinrent des auxiliaires puissants. — La santé se rétablit ; la brûlure se cicatrisa promptement ; les ulcérations disparurent et ne se renouvelèrent plus. Les forces revinrent avec l'embonpoint, et cette pauvre enfant, de mourante qu'elle était, devint en quelques mois d'une santé magnifique et d'une beauté ravissante, grâce à l'énergie qu'elle sut déployer pour résister à ses incessantes sollicitations.

» Sa brûlure l'a sauvée (1). »

(1) *De l'ulcération des cicatrices récentes symptomatique de la nymphomanie ou de l'onanisme.* Broch. de 24 pag. J.-B. Baillière et fils, édit. Paris, 1872.

CHAPITRE V

Conséquences.

Georget (1) croit que les auteurs qui ont écrit sur l'onanisme, et particulièrement Tissot, en ont beaucoup exagéré les effets.

F. Roubaud (2) dit, dans le même sens : « Tous » les auteurs qui ont pris la masturbation pour su- » jet de leurs études se sont plu, dans une intention » louable sans doute, mais qui, bien souvent, n'a » pas atteint le but qu'ils se proposaient, se sont » plu, dis-je, à rembrunir les couleurs avec lesquelles » ils peignaient les maux qu'entraîne cette funeste » habitude. L'ouvrage de Tissot est resté, sous ce » rapport, un livre classique.

» Si ce n'était pas sortir de mon cadre, il serait » facile de prouver combien ces peintures sont » tout à la fois exagérées, inutiles et même dange- » reuses ; la stricte vérité est suffisamment hideuse

(1) Voir *Physiologie du système nerveux.*
(2) Ouvrage cité, p. 556-557, t. II.

» pour qu'il ne soit pas nécessaire de la charger
» d'images purement imaginaires. »

Je suis loin de me ranger à l'avis de ces auteurs,
moi qui suis persuadé que les conséquences de la
masturbation habituelle sont mortelles quelquefois, terribles souvent, fâcheuses toujours ; et sans
m'attarder à réfuter des arguments qu'ils ne donnent
pas à l'appui de leur dire, je me contenterai d'opposer à la leur, l'opinion de Réveillé-Parise et celle de
Lallemand, savants consciencieux dont on ne peut
suspecter la valeur.

« A mon avis, ni la peste, ni la guerre, — écrit
Réveillé-Parise (1) — n'ont de résultat plus désas-
treux pour l'humanité que la funeste habitude de
la masturbation. C'est l'élément destructeur des
sociétés civilisées. Je ne connais pas, enfin, de fléau
plus épidémique, plus contagieux que cette corruption sociale, car le nombre des individus qui
s'adonnent à cette passion, dès leur plus tendre
jeunesse, est immense. Combien de malaises, d'incommodités, pour lesquels on ne se présente pas
au médecin, que l'on supporte en secret ou que l'on
traite soi-même !

Combien de praticiens qui ne se donnent pas la
peine de remonter aux causes immédiates ou
éloignées des maladies qu'ils observent, qui se

(1) *Revue médicale*, 1823, p. 98.

bornent à les traiter sans se demander leur cause première ! »

— « Mais ceux, — dit Lallemand (1) — qui ont reproché à Tissot d'avoir exagéré la vérité, d'avoir manqué le but, et même d'avoir fait plus de mal que de bien, ceux-là, certes, ont été bien injustes ou ils ont parlé de ce qu'ils ne connaissaient pas. Pour moi j'ai vu plusieurs fois la même fureur, les mêmes misères suivies de la mort ; et les nombreuses confidences que j'ai reçues de ceux qui s'étaient corrigés me font croire qu'aucun livre de ce genre n'a été plus utile à la jeunesse. »

Ceci jugé, une première question se présente ici, que je ne puis passer sous silence : celle de savoir si les suites de la manuélisation sont plus graves ou les mêmes que les effets résultant des excès vénériens naturels. Je ne puis hésiter à répondre que les conséquences de l'onanisme sont plus funestes que celles du libertinage. Et si l'on me demande pourquoi, je citerai cette réponse de Londe qui est juste à tous les points de vue :

« Cela tient à ce que les masturbateurs ont
» plus souvent l'occasion de se procurer la sensa-
» tion vénérienne que les personnes qui se livrent
» au coït, puisqu'il suffit aux premiers d'être un
» instant seuls ; cela tient encore à ce que chez

____

(1) *Traité des pertes séminales*, t. 1, 2ᵉ partie, p. 314.

» ceux-ci l'encéphale est dans une tension prodi-
» gieuse, et forcé, pour éprouver la sensation véné-
» rienne, de se créer un excitant qui lui manque,
» de se former des perceptions, d'éprouver des ré-
» miniscences, en un mot de se présenter des pein-
» tures voluptueuses qui ne sont pas sous les yeux
» dans le moment pendant lequel a lieu la mastur-
» bation (1). »

Une seconde question est celle-ci : la femme res-
sent-elle comme l'homme et au même degré les
effets pernicieux du coït et de la masturbation?
Malgré la haute science de l'auteur que je viens de
citer et qui répond par la négative, je ne puis
m'empêcher d'émettre un avis contraire au sien.
Si, en effet, le plus généralement comme on le
remarque chez les prostituées, les excès de coït
sont sans effet chez la femme, c'est que cette dernière, dans ces circonstances, ne perd ni physi-
quement, ni moralement — fluides génitaux, influx
nerveux, forces volontaires. — Car, être passif dans
l'acte vénérien, la femme peut, sous l'influence de
sa volition, s'affranchir quand il lui plaît de toute
participation, corporelle et morale, au congrès
sexuel. En ce cas peu d'écoulement du liquide
vulvo-vaginal, peu de déperdition de l'influx nerveux et volontaire, et surtout point de soubresauts

____

(1) *Nouveaux éléments d'hygiène*, p. 148, t. I.

coïtaux épileptiformes puisque le spasme fait défaut. Voilà pourquoi les prostituées peuvent impunément faire leur métier fort longtemps et servir de moyen à des excès qui tueront l'homme mais ne retentiront point sur leur organisme. Toutefois il n'en est plus de même quand la femme participe au coït en consommant l'acte, et surtout quand elle se livre à l'onanisme. Celui-ci n'a qu'un but, quels que soient les modes d'agir : celui d'engendrer la volupté. Or autant de fois il y aura sensation voluptueuse, autant de fois l'encéphale se sera surmené pour la faire naître dans des conditions hors nature. Donc il faut admettre que chez la femme, comme chez l'homme, les effets de la masturbation feront tôt ou tard éclater des accidents morbides ; et ces accidents, à mon avis, seront plus marqués chez la femme à cause de sa nature à prédominance essentiellement nerveuse.

Ceci admis, je vais parler des affections qui résultent des manœuvres génitales.

Elles sont : A. Locales et de voisinage ; — B. Générales.

A. — Affections locales et de voisinage.

Les affections locales et de voisinage occasionnées par la masturbation sont nombreuses : les unes sont bénignes, les autres offrent une certaine gravité.

1º *Bénignes.* — Citons la flaccidité et la décoloration de la muqueuse génitale, les excoriations de la vulve, du clitoris, de l'entrée du vagin et l'érythème de ces organes, premier degré inflammatoire dont les conséquences sont de la congestion, de l'irritation et du prurit qui attirent l'attention de la patiente du côté des organes génitaux et engagent fortement la manuélisatrice à recommencer ses manœuvres.

Viennent ensuite :

La déchirure de l'hymen, lésion peu considérable par elle-même, mais qui peut, lors du mariage, donner beaucoup à penser au mari clairvoyant, et rendre ainsi malheureux deux êtres qui ne l'eussent point été sans cela ;

L'érythème et parfois l'eczéma de la partie supéro-interne des cuisses, engendrés par un écoulement essentiel ou consécutif ;

La leucorrhée idiopathique, née sous l'influence d'un trouble d'ordre local ou général dans l'innervation des glandes mucipares génitales ;

La vulvite et les abcès des grandes lèvres qu'elle peut entraîner ; les manœuvres érotiques enfantent cette maladie d'une manière complexe, tant en congestionnant fréquemment les organes sexuels qu'en irritant mécaniquement la vulve ;

La vaginite engendrée, elle aussi, par l'action irritative directe d'un corps étranger, par l'éréthisme sanguin habituel ou par la détérioration générale de l'économie ;

L'hypersécrétion des glandes vulvo-vaginales dont on comprend facilement le génèse si l'on réfléchit que la masturbatrice, ne cherchant qu'une chose : le plaisir, s'efforce par des arrêts répétés dans ses pratiques de le prolonger le plus longtemps possible, circonstance tout particulièrement favorable à l'apparition de l'hypersécrétion des glandes de Bartholin ;

L'inflammation phlegmoneuse et les abcès de ces glandes et consécutivement les fistules ; que ces maladies se développent à la suite d'une vulvite intense ou sous l'action directe de la masturbation.

N'oublions pas enfin la vulvite chronique et la vaginite chronique avec leur symptôme principal : l'écoulement leucorrhéique. Ces affections sont tellement fréquentes chez les manuélisatrices que Deslandes a pu dire que sur 20 cas de leucorrhée ou d'inflammation de la vulve ou du vagin, 15 ou 18 provenaient de la masturbation.

Attirons particulièrement l'attention sur l'écoulement blanc génital des petites filles, sur la nature duquel on ne saurait trop se mettre en garde, surtout au point de vue médico-légal. Cet écoulement peut, en effet, en imposer chez les enfants et faire croire au viol, comme cela s'est déjà présenté. Je citerai, à ce propos, quelques extraits d'un rapport d'expert, sur une prévention de viol mal fondée, où l'on trouvera, en même temps, un tableau vrai des désordres que l'onanisme amène dans les organes externes de la génération chez les enfants . . . .

« Le sieur B... nous a rapporté que le 9, à 7 » heures du matin, sa fille, âgée de 14 ans, étant » restée seule dans sa maison, le sieur E..., son » voisin, y était venu, qu'il l'avait jetée sur un lit et » en avait abusé malgré sa résistance.

» Louise B..., interrogée par nous, ne nous a » répondu qu'avec beaucoup d'hésitations, mais a » fini par confirmer le récit qui venait de nous être » fait.

» *Examen de la jeune B...* — Louise B..., non » encore réglée, est d'une petite taille d'une consti- » tution chétive, éminemment lymphatique ; elle a le » teint pâle, les yeux cernés.

» I. Les organes sexuels très développés sont » déjà flétris et décolorés, les grandes lèvres très » épaisses et flasques sont écartées à leur partie in- » férieure.

» II. La vulve, dont l'entrée est fort élargie, est » évasée en forme d'entonnoir, au fond duquel est » refoulée la membrane hymen considérablement

» rablement relâchée, mais sans déchirure, et for-
» mant une sorte d'anneau autour de l'orifice béant
» du vagin, dont les dimensions sont telles, qu'on
» peut y introduire facilement le doigt ; la fourchette
» est déprimée, mais non déchirée.

« III. Il n'existe, du reste, sur ces parties aucune
» excoriation..... mais elles sont lubréfiées par
» l'écoulement d'une matière blanchâtre qui nous a
» paru de nature leucorrhéique.

» *Conclusions...* — Il est évident que la jeune
» Louise n'a pas été déflorée... mais la flétrissure
» des organes, la disposition infundibuliforme de la
» vulve, la dépression et la déformation de l'hymen,
» la dilatation de l'orifice vaginal, attestent une ha-
» bitude déjà ancienne d'attouchements, et, sans
» doute, d'introduction dans le vagin d'un corps plus
» ou moins volumineux...

» L'écoulement dont les organes sexuels sont le
» siège ne peut provenir d'un attentat commis seu-
» lement trois jours auparavant ; il existe déjà
» depuis longtemps ; ce sont des flueurs blanches
» occasionnées par des habitudes d'onanisme (1). »
(L'examen microscopique des taches de la chemise
de Louise B... démontra la vérité du précédent
rapport.)

(1) J. Briant et E. Chaudé, *Manuel complet de médecine lé-
gale*, pages 770-771.

2° *Graves*. — Les affections sus-désignées sont relativement peu importantes à côté des suivantes dont la gravité ne peut échapper à personne.

Nommons d'abord la métrite aiguë.

L'inflammation aiguë de la matrice est une conséquence peu rare de la masturbation habituellement pratiquée et surtout répétée peu avant, pendant ou immédiatement après les règles. Les manœuvres onaniques, lorsqu'elles n'agissent pas localement comme dans la masturbation utérine, entretiennent la fluxion de la matrice, l'augmentent, l'exagèrent. Sur l'organe gestateur vient retentir l'irritation constante d'un point de l'appareil génital, dont on sait les rapports vasculaires intimes des diverses parties qui le composent.

» A côté de cet acte physiologique, le coït, comme cause de la métrite interne, — disait A. Guérin (1) dans une de ses leçons à l'Hôtel-Dieu, — il en faut citer un autre, l'onanisme, qui tient à une véritable maladie de l'esprit et qui est une cause d'inflammation fréquente, sur laquelle l'attention n'a pas été assez fixée. Il existe dans les deux sexes ; et Scanzoni nous dit que, dans tous les pensionnats d'Allemagne. c'est un vice répandu à un point tel, qu'on pourrait citer les exceptions.

» Chez les jeunes garçons, il aboutit aux diathé-

____

(1) *Annales de la Gynécologie*, juillet 1874, page 11.

ses scrofuleuse et tuberculeuse ; chez les jeunes filles, il produit la leucorrhée, l'anémie, la chlorose.

» Souvent le prurit vulvaire en est le point de départ ; mais plus tard l'esprit participe à cet acte qui, d'abord, avait été inconscient.

» Il est des femmes qui s'y livrent avec frénésie, qui en souffrent et qui deviennent très malheureuses.

» Une jeune femme de 27 à 28 ans, vint un jour, me consulter et m'avoua qu'elle avait une maladie de l'esprit qui détruisait sa santé ; elle était atteinte d'une véritable fureur utérine. Nous essayâmes tous les anaphrodisiaques, le lupulin, le bromure de potassium, la digitale, tous furent inutiles. Tels étaient les tourments de cette malheureuse femme qu'elle me demanda alors de détruire chez elle l'organe de l'excitation sexuelle ; j'y consentis, je la cautérisai au fer rouge, et, pendant quinze jours, elle put se croire guérie ; mais quand la cicatrisation fut achevée, il devint évident que ce moyen avait échoué, comme les précédents. Quand on connaît la vascularité des organes pelviens et les liens qui réunissent entre eux les vaisseaux des diverses parties de l'appareil génital chez la femme, on comprend facilement comment une excitation souvent répétée sur un point de cet appareil retentit sur tous les organes qui le composent, sur l'utérus en particulier, et peut ainsi devenir le point de départ de la métrite. »

La métrite parenchymateuse ou engorgement inflammatoire chronique du tissu utérin reconnaît comme cause efficiente et active la masturbation dont les manœuvres répétées déterminent un afflux sanguin presque constant dans le corps et le col de la matrice.

La métrite chronique muqueuse externe est souvent consécutive à l'engorgement du col, mais elle est parfois primitive; en ce cas, l'onanisme vaginal, à l'aide d'instruments qui viennent directement irriter le museau de tanche, et l'onanisme clitoridien, par la congestion qu'il provoque, occasionnent fréquemment son apparition.

La métrite chronique muqueuse interne est une affection peu rare et que l'on a souvent confondue avec la leucorrhée qui n'en est qu'un symptôme. C'est par un mécanisme identique à celui signalé pour les autres formes de métrite que la masturbation fait naître cette maladie.

Le relâchement, la chute, l'inversion du vagin ont été notés chez les manuélisatrices.

Le relâchement des ligaments utérins, assez fréquent chez elles, provoque parfois des déplacements, des déviations de la matrice et s'accompagne de phénomènes pathologiques divers.

Les auteurs en ont cité des exemples.

Deslandes rapporte le cas d'une dame qui, ayant commencé à se masturber dès l'âge de onze ans, fut atteinte d'abord de flueurs blanches abondantes. Mariée à 18 ans et bien que les satisfactions légitimes ne lui manquassent point, elle n'en continua pas moins ses pratiques solitaires malgré plusieurs grossesses, tellement sa passion onanique la possédait impérieusement. Aussi son affection utérine ne fit-elle que s'aggraver et se compliqua-t-elle bientôt d'un prolapsus utérin grâce auquel le col de la matrice descendait jusqu'à l'entrée du vagin (1).

Cullerier, dans le *Dictionnaire des sciences médicales*, dit en propres termes que les maladies de matrice sont trop souvent la triste et cruelle conséquence des manœuvres solitaires (2).

Fabre dans son *Traité des maladies vénériennes* s'exprime ainsi avec des preuves à l'appui : « J'ai » observé une cause d'écoulement, dans les fem- » mes, qui m'en a imposé quelquefois, et me l'a fait » prendre pour une véritable gonorrhée. On m'en- » voya chercher un jour pour une dame, âgée de » 18 ans, qui, après six mois de mariage, ressen- » tait des douleurs dans le vagin avec un écoule- » ment d'une matière fort abondante et verdâtre. » Fabre crut d'abord, comme il le dit trop longue-

(1) *Loc. cit.* p. 350-51
(2) T. XIX, p. 5.

ment pour que je puisse le citer *in extenso* à une affection vénérienne et institua un traitement en conséquence. « Cependant, loin que ces moyens,
» continue-t-il, apaisassent les accidents, ils les
» augmentèrent au contraire. Comme je n'avais jus-
» qu'alors visité la malade que superficiellement
» et qu'elle me dit sentir une grosseur à la vulve
» qui semblait vouloir sortir, je la fis coucher et je
» sentis le col de la matrice descendre jusqu'au
» bord du vagin. En questionnant cette dame sur
» ce qui pouvait avoir donné lieu, à son âge, à un
» pareil relâchement des ligaments de la matrice,
» elle me fit, par l'inquiétude que lui causait sa
» maladie, les confidences les plus secrètes : elle
» m'avoua que son mari l'excitait souvent au plai-
» sir avec les doigts, et que le frottement qu'il
» exerçait dans cette opération était quelquefois si
» fort, que sa chemise en était tâchée de sang. Je
» vis alors que je m'étais trompé sur le caractère
» de la maladie, car je jugeai que la descente de
» matrice dépendait de la masturbation qui était
» capable de causer les douleurs qu'elle ressentait
» et de produire l'écoulement. »

Voici une deuxième observation du même auteur où la métrite chronique s'accompagne non seulement d'écoulement abondant, mais aussi de névralgies céphalique, thoracique et gastrique.

7.

« Une jeune femme, mariée depuis cinq ans,
» n'avait point eu d'enfants ; elle avait un écoule-
» ment fort abondant de matière verdâtre ; elle avait
» beaucoup maigri ; elle se plaignait continuellement
» d'un mal de tête insupportable, avec des maux
» d'estomac et de poitrine ; ses cheveux, qui étaient
» les plus beaux qu'on pût voir par leur longueur et
» quantité, étaient presque tous tombés. »

Fabre croit encore avoir affaire à une affection
virulente, mais le traitement qu'il ordonne ne produit aucun effet salutaire. « Enfin, reprend-il, la
» malade voyant l'inefficacité des remèdes, crut
» devoir m'avouer que, depuis l'âge de 14 à 15 ans,
» une femme de chambre l'avait mise dans le goût
» de se satisfaire elle-même ; qu'elle s'y était li-
» vrée avec tant d'excès que, depuis son mariage,
» l'approche de son mari lui avait toujours été in-
» différente, et qu'elle était obligée quelquefois de
» quitter la compagnie pour aller contenter sa pas-
» sion. Je reconnus alors la véritable cause de la
» maladie et je lui fis si bien sentir les conséquences
» dangereuses de son malheureux penchant, qu'elle
» me promit d'y renoncer. »

Les masturbatrices sont sujettes aux métrorrhagies (1). Ces pertes sanguines s'expliquent de di-

(1) Dugès, dans le *Dictionnaire de Médecine et de Chirurgie
pratique* (t. IX, page 423), a signalé des écoulements de sang
par la vulve de jeunes filles et même d'enfants en bas âge qui
se livraient à l'onanisme.

verses façons. Tantôt elles suivent une congestion due à des manœuvres répétées coup sur coup ; tantôt elles sont symptomatiques d'un défaut de plasticité du sang, de l'anémie ; parfois elles sont un signe de métrite chronique interne ; et, enfin, plus souvent qu'on ne pense, chez les adultes, elles accompagnent l'expulsion d'un germe, c'est-à-dire l'avortement embryonnaire.

Le cancer de la matrice, selon quelques auteurs, parmi lesquels je citerai Descuret, peut reconnaître l'onanisme pour cause. Je ne sais jusqu'à quel point cela est vrai. Toutefois il n'est pas invraisemblable que cette maladie voie son éclosion survenir plus vite sous l'influence congestive répétée de la masturbation, ainsi que sous l'influence du coït incomplet, je veux dire non suivi de l'éjaculation spermatique dans le conduit vulvo-utérin, coït que l'on pratique, à notre époque, sur une large échelle, surtout dans les classes aisées et riches, dans le but d'éviter une trop nombreuse descendance.

Le jet séminal, en venant humecter, baigner le col utérin, doit l'impressionner d'une façon bienfaisante et favoriser le dégorgement des vaisseaux génitaux, puisque c'est là la terminaison naturelle et physiologiquement prévue de l'acte vénérien ; aussi quand cette consommation est éludée d'une manière ou d'une autre, peut-il en résulter des désordres intimes, des modifications, lentes mais profondes, dans la nutrition locale du col de la matrice et par suite des néogénèses cellulaires. Ce n'est évidemment là qu'une pure hypothèse pour la preuve de laquelle il serait nécessaire de faire des recherches particulières.

L'incontinence urinaire, notée quelquefois chez les adolescentes, s'explique par l'atonie nerveuse, la faiblesse locale qu'engendrent les manœuvres, érotiques. « J'ai été — dit Giraudeau — souvent » consulté pour de jeunes demoiselles sujettes à l'in- » continence d'urine, dont la masturbation était la » cause. »

La péritonite traumatique circonscrite ou généralisée est survenue plus d'une fois à la suite d'une perforation vaginale par un instrument masturbateur qui pénètre temporairement ou demeure dans l'abdomen. Nous avons cité déjà un cas du premier genre ; voici une observation de la seconde espèce.

Il s'agit d'une femme de 28 ans, qui tourmentée, disait-elle, par une difficulté d'uriner, — la femme n'avoue jamais que la moitié de la vérité, — cherchait à faire pénétrer dans le canal de l'urèthre un crayon de bois de cèdre. Pendant qu'elle se livrait à cette manœuvre elle fut tout à coup surprise par l'arrivée de quelqu'un et le crayon lui glissa des mains. En s'asseyant quelques instants après, elle éprouva dans le côté gauche de l'abdomen une douleur excessive comme si un corps étranger lui eut perforé cette région, et bien qu'un homme de l'art fût appelé aussitôt, il ne put découvrir aucune trace de blessure. De fréquentes attaques de péritonite suivirent cet accident, et quand, huit mois après, le docteur Erichsen fut appelé près de la malade, il la trouva très amaigrie, sans cesse tourmentée par une vive douleur dans l'abdomen et en proie à des vomissements répétés. Aucun symptome n'annonçait une maladie de la vessie ou de l'intestin ; du sang avait bien une fois été rendu par l'anus, mais on l'attribua à la présence d'hémorrhoïdes, dont elle avait souffert auparavant. En examinant la malade, on reconnut que la pointe du crayon faisait saillie dans la paroi de l'abdomen du côté droit, à une égale distance de l'ombilic et du ligament de Poupart... En ces circonstances M. Erichsen fit une incision sur la paroi abdominale, rencontra la pointe du crayon, qui pénétrait entre les fibres du fascia transversalis, et le saisit pendant qu'un doigt introduit dans le rectum projetait en avant le corps étranger. Ce crayon ainsi retiré avait cinq pouces et demi de longueur. . . . .

La malade mourut de péritonite le quatrième jour de l'opération. On reconnut à l'autopsie que le crayon avait pénétré dans l'abdomen par le vagin, qu'il avait perforé, à sa partie supérieure et postérieure, près de l'insertion du col utérin (1).

Les abcès du vagin sont engendrés aussi par des instruments vulnérants ou par le séjour dans le conduit vulvo-utérin d'un corps étranger qui en détermine l'inflammation et la perforation.

Il y a quelques années, une villageoise entrait à l'hôpital***, dans le service chirurgical du docteur***, actuellement professeur à la jeune Faculté de***. Cette fille présentait une tumeur diffuse dans un des côtés du bas-ventre. Plus tard, il se forma un abcès qui s'ouvrit et dont la longue suppuration emporta la malade. Un diagnostic avait-il été posé? Je l'ignore; en tout cas il était de haute fantaisie, car l'autopsie démontra seule, au grand étonnement du chef de service, une perforation vaginale et la présence d'un bouchon de carafe dans un vaste foyer pelvien. L'habile maître, — dont je ne veux pas par délicatesse livrer le nom au verdict de ses confrères, — devant une affection du bassin, à la vue d'une tumeur volumineuse, avait simplement oublié de pratiquer le toucher vaginal, comme le singe du fabuliste qui ne pense pas à allumer sa lanterne; cette manœuvre nécessaire, même à défaut d'un aveu de la malade, lui eût donné la clef de ce qu'il appelait un mystère pathologique, et lui eût permis, malgré son incapa-

(1) *Journal de Médecine et de Chirurgie pratique*, t. XXVII, 2ᵉ série, p. 77.

cité chirurgicale notoire, de soulager la fillette et peut-être de la sauver, en enlevant à temps le corps étranger du vagin.

La cystite et la néphrite, selon Descuret, peuvent avoir la masturbation pour cause. Cela n'est pas douteux lorsque l'on réfléchit aux manœuvres de certaines onanistes, et aux corps étrangers que trop souvent elles s'introduisent dans la vessie, ainsi que nous l'allons voir plus loin.

Des titillations trop fréquentes sur le clitoris sont capables, — dit justement Deslandes, — de faire acquérir à cet organe des dimensions énormes, c'est-à-dire de produire la clitorismie.

Selon Bouillaud, la masturbation clitoridienne provoquerait même l'engorgement squirrheux, la dégénérescence cancéreuse du clitoris. Nous laissons à son illustre auteur la responsabilité d'une telle affirmation.

Les calculs urinaires, les fistules vésico-vaginales et les conséquences de ces états morbides sont loin d'être rares chez les masturbatrices. Bien des malheureuses ont vu, avec honte et étonnement, les instruments les plus divers qu'elles utilisaient dans un but érotique, abandonner tout à coup leur main durant leurs pratiques sur le méat urinaire et l'intérieur de l'urèthre, et gagner la vessie pour y devenir l'origine de désordres de toute espèce. Les exemples de ce genre ne manquent pas dans la science, comme le prouvent les extraits qui suivent :

Moreau, chirurgien en chef de l'Hôtel-Dieu de Paris, racontait dans ses cours d'opérations qu'il avait extrait de la vessie d'une femme une petite pomme d'api incrustée de matière calculeuse.

— Une jeune fille s'introduisit par l'urèthre, dans la vessie, un étui de bois dont on se sert pour mettre des aiguilles. On lui en fit l'extraction au bout de trois mois; il était entouré de substance pierreuse. On retira en même temps plusieurs petits calculs de la vessie, dont quelques-uns étaient de la grosseur d'une noisette, et l'on fit sortir par le moyen des injections plusieurs graviers. Cette fille guérit et n'a plus ressenti aucune incommodité (1).

— Une jeune fille d'environ seize ans, se frotta le méat urinaire avec la tête d'une longue épingle noire à cheveux. L'ayant introduite dans l'urèthre, l'épingle lui échappa et pénétra dans la vessie....... Au bout de quelques mois, tombée dans le marasme, cette malheureuse confessa l'origine de son mal. On la sonda et l'on reconnut une pierre dans la vessie. Ce calcul de la grosseur d'un œuf de poule fut brisé et extrait après des tentatives lon-

(1) Bénévoli, *Dissertat. et Observat.* t. XXII, p. 204.

gues, pénibles et fort douloureuses. Quant à l'épingle qui était placée d'arrière en avant et la pointe vers le pubis, on la retira aussi. Elle mesurait 3 pouces de long et était incrustée de matière calculeuse. La fille guérit (1).

— Morgagni, d'après Chopart, rapporte plusieurs observations sur des aiguilles d'os dont les Italiennes se servent pour les cheveux, et que les filles lascives s'introduisent dans l'urèthre et laissent échapper dans la vessie. Les douleurs que ces filles éprouvent ensuite dans les voies urinaires les obligent d'en déclarer la cause : mais il en est qui, par pudeur ou par d'autres motifs, tâchent de déguiser la vérité et de faire croire que ces aiguilles sont passées des voies de la déglutition dans le ventre et dans la vessie. Leur récit ne peut tromper ceux qui connaissent la voie naturelle et facile par laquelle ces aiguilles et d'autres corps plus grossiers peuvent pénétrer dans la cavité de ce viscère. Moinichen cite ce fait d'une Vénitienne qui, se frottant le méat urinaire avec une aiguille d'os, la laissa échapper dans la vessie, dont on ne put la retirer qu'en dilatant l'urètre.

— Une fille de Parme, âgée d'environ vingt ans, couchait avec une autre fille qui lui introduisit dans l'urèthre une grosse aiguille à tête d'ivoire. Cette

____

(1) *Journal de médecine de Paris*, t. XI, p. 229.

aiguille, de la longueur du doigt, tomba dans la vessie. Peu de jours après, cette fille n'urina que goutte à goutte et avec de très grandes douleurs. La honte de déclarer son aventure lui fit cacher son mal pendant cinq mois. Enfin, maigrissant et ayant de la fièvre, elle eut recours à un chirurgien qui, ayant porté le doigt dans le vagin, sentit une dureté, découvrit un bout de l'aiguille qui avait percé la vessie et le vagin, et se contenta d'emporter des matières pierreuses qui incrustaient ce corps étranger. La malade n'étant pas soulagée, on appela un autre chirurgien, qui introduisit une sonde dans la vessie et y sentit un corps dur. Pour soulager de vives douleurs, il fit prendre à la malade beaucoup d'huile d'olive, et quelques jours après, l'aiguille, qui était incrustée de matière pierreuse, parut à l'orifice du vagin par le trou fait à la vessie. On la tira avec la main sans l'aide d'aucun instrument. La fille cessa de souffrir et fut en état d'agir, mais il lui resta une fistule vésicale qui donna lieu à une incontinence d'urine (Académie des Sciences de Paris, ann. 1736 (1).

— Une fille de Padoue, âgée de 19 ans, atteinte, disait-elle, d'une démangeaison à la vulve, se frotta le méat urinaire durant la nuit avec la tête d'une longue épingle de fer. Cette épingle passa

(1) Chopart. *Traité des maladies des voies urinaires*, annotée par Ségalas. Paris, 1855.

dans l'urèthre et gagna la vessie, d'où la jeune fille essaya vainement de la retirer. La honte lui fit taire son aventure durant huit mois, mais le dépérissement dans lequel elle tomba et les instances de sa famille l'amenèrent, à cette époque, à confesser l'origine de ses souffrances.

Un chirurgien appelé pour lui donner des soins dilata l'urèthre, introduisit le doigt dans la vessie et reconnut l'épingle qui avait servi de point d'origine à un calcul. On crut devoir faire l'opération de la taille par le haut appareil et l'on retira de la sorte la pierre et son noyau métallique. Mais la jeune fille mourut au bout de trois jours (1).

— « Dans le mois de juin 1855, — dit le Dr Denuce dans un mémoire publié par le *Journal de médecine de Bordeaux*, — je fus appelé auprès d'une jeune fille de 18 ans, ouvrière en chambre, demeurant rue Saint-Hyacinthe-Saint-Michel à Paris, et qui, depuis trois jours, était au lit, souffrant, disait-elle, de coliques atroces. J'examinai d'abord le ventre qui n'était point douloureux à la pression. La persistance de la malade à placer le siège des douleurs qu'elle éprouvait dans la région hypogastrique m'engagea à pratiquer le toucher vaginal. Je fus fort surpis de sentir dans la paroi antérieure du vagin une pointe dure et acérée qui soulevait

____

(1) Académie des sciences de Paris, année 1758.

la muqueuse. La malade me confessa alors que, pour calmer une démangeaison très vive, elle avait, une douzaine de jours auparavant, porté vers la partie génitale le crochet dont elle se servait pour broder et qu'elle ne pouvait pas se rendre compte de la manière dont il lui avait échappé. Un nouvel examen, fait à l'aide de la sonde et du spéculum, me permit de constater que le corps étranger avait pénétré dans la vessie, qu'il était peu mobile et que son extrémité pointue s'était engagée dans la partie postérieure de la paroi inférieure de l'urèthre qui se trouvait, pour ainsi dire, harponnée. On sait, en effet, que la pointe de cet instrument ressemble à un hameçon et que le petit crochet en retour qu'il présente rend difficile son extraction. Du côté du vagin, à trois ou quatre centimètres de profondeur, la pointe faisait une saillie assez remarquée. Ayant réussi à saisir le corps étranger avec une pince à pansement introduite par l'urèthre, je pus facilement reconnaître que chaque effort que je faisais pour le dégager et l'attirer était inutile et servait plutôt à l'enfoncer davantage. Pendant cette manœuvre, à l'aide du doigt maintenu dans le vagin, je pus m'assurer que la pointe du crochet devenait tout à fait superficielle. Je n'hésitai pas à agir avec un peu plus de force sur la pince qui tenait le crochet dans la vessie. La pointe traversa complètement la paroi uréthro-vaginale : à l'aide d'une seconde pince, je parvins à la saisir dans le vagin et à tirer le crochet tout entier par cette voie. Je dois ajouter qu'ayant pris la précaution de maintenir pendant deux ou trois jours une sonde dans la vessie, le pertuis se referma et la malade guérit sans aucune trace de fistule.

— « Une blanchisseuse de dentelles, âgée de 21 ans, venant de se mettre au lit, s'était livrée, à des manœuvres de masturbation en se servant, à cet effet, d'une croisoire, aiguille en os, fusiforme, mousse d'un côté, pointue de l'autre et longue de 11 centimètres. Ces manœuvres s'étaient prolongées jusqu'au moment où, gagnée par le sommeil, la jeune fille s'était endormie, laissant en place la main et l'instrument de ses plaisirs solitaires. La nuit fut bonne et le lendemain l'ouvrière avait même repris ses travaux habituels quand quelques douleurs sourdes, jointes à l'absence de son aiguille, lui donnèrent l'idée de l'accident qui lui était arrivé pendant son sommeil. Elle supporta néanmoins ses souffrances avec courage, mais, forcée à la fin de garder le repos, elle vint, le huitième jour, consulter M. Bron et lui fit l'aveu de ce qui s'était passé. Ce chirurgien sonda immédiatement la malade pour constater la présence du corps étranger et, cette notion acquise, il procéda à l'extraction de l'aiguille qui, après diverses tentatives infructueuses, fut retirée de la manière suivante : la malade fut plongée dans l'anesthésie et une injection d'eau ayant été faite dans la vessie, M. Bron introduisit un doigt dans le vagin, et une pince à anneau dans la vessie. A l'aide des deux mains, il reconnut que l'aiguille se trouvait en avant, un peu à gauche, à la partie supérieure du pubis et refoulait par son extrémité opposée la paroi postérieure de la vessie. Guidé par ce diagnostic, M. Bron maintint le doigt indicateur gauche sur la saillie perçue profondément dans le vagin, pour se renseigner sur le résultat de ses manœuvres et les favoriser, pendant que de la main droite il saisissait la croisoire avec une pince à anneaux et se rapprochait autant que possible de son extrémité antérieure. A ce moment, combinant la pression du doigt indicateur gauche avec un double mouvement de propulsion en arrière et de traction en bas opéré par la main droite, il fit basculer, comme il le désirait, la croisoire qui se déplaça et fut extraite sans autre inconvénient consécutif qu'une cystite légère qui ne dura que deux ou trois jours (1). »

Les cas que je viens de relater ne sont pas les seuls que l'on connaisse ; en voici quelques autres encore :

(1) *Journal médical* de Lyon. Observation reproduite par le *Journal de Médecine et de Chirurgie*, t. XXXIV, p. 369.

— A l'Hôtel-Dieu de Lyon, Cartier a vu une fille de 40 ans environ qui s'était introduit dans la vessie, par le canal de l'urèthre, un étui rempli d'aiguilles, parce que éprouvant de la difficulté à uriner, elle avait voulu, disait-elle, dilater le canal. Cartier pratiqua l'opération de la taille. Quand il saisit l'étui il s'aperçut qu'il était placé transversalement, et il dut avec les tenettes changer sa direction. Appliquant alors l'instrument sur la partie moyenne de l'étui pour éviter l'ouverture de ce dernier, il le retira facilement et la malade se rétablit promptement (1).

— En 1692, Lamotte fut consulté par une vieille fille dévote qui s'était introduit une grande et grosse épingle dans la vessie ; il sonda trois fois avec beaucoup d'attention et de patience, et il sentit l'épingle très distinctement. Au quatrième examen, l'épingle s'engagea par hasard dans les trous de la sonde, alors le chirurgien porta le médius droit dans le vagin pour soutenir l'épingle, tandis que de la main gauche il attira et la sonde et l'épingle, dont l'extraction lui paraissait impraticable.

— En 1751, selon Morand, Lachèse fut consulté par une fille de 20 ans qui, la veille, s'étant introduit un cure-oreille dans l'urèthre, l'y avait perdu.

(1) *Précis d'observat. de chirurgie*, p. 169.

Après diverses tentatives, il sentit le corps étranger à l'aide d'une algalie, mais ne put le retirer de la vessie avec les pinces ordinaires. De crainte d'inflammation, il saigna la malade plusieurs fois et fit injecter dans le réservoir urinaire des émollients et des huileux pour relâcher les parties et faciliter l'extraction du cure-oreille. Au bout de deux mois, après plusieurs essais, il amena ce corps au dehors, l'urèthre ayant été préalablement dilaté. La malade n'éprouva par la suite aucune incommodité. Le cure-oreille, malgré son court séjour était incrusté de sels calcaires dans une grande partie de sa longueur (1).

— Une fille de 31 ans, — relate M. Pamard dans les *Annales de médecine pratique de Montpellier* (2), — se masturbait avec un sifflet d'ivoire long de trois pouces et demi et gros de cinq lignes au milieu et à la tête, par laquelle elle l'introduisit dans le canal de l'urèthre ; ce corps s'engagea si avant dans le canal que la jeune fille ne put le retirer. Après avoir sondé cette personne, le chirurgien porta, mais en vain, une pince à pansement dans le canal : il prit ensuite des pinces à polypes avec lesquelles il saisit le corps par une de ses extrémités et en fit l'extraction.

—Une demoiselle de 20 ans avait introduit dans

(1) *Mémoire de l'Académie de chirurgie*, t. III, p. 613.
(2) Octobre 1808, p. 287.

sa vessie un étui de bois des Indes rempli d'épingles et d'aiguilles à coudre. M. Rigol injecta la vessie d'eau miellée et incisa l'urèthre des deux côtés avec le lithotome caché ; l'étui, placé en travers derrière le pubis, fut, au moyen du doigt, changé de position, après quoi on le saisit et on l'amena au dehors ; il avait trois pouces et demi de longueur et un pouce et demi de circonférence. La malade guérit (1).

— Une fille de 17 à 18 ans avait l'habitude de s'introduire un gros morceau de bois dans le canal de l'urèthre. Un jour ce morceau de bois pénétra trop profondément, ne put être retiré et parvint dans la vessie. M. Faure dut, pour l'extraire, pratiquer l'opération de la taille vaginale (2).

— Une fille de 28 ans, pour calmer le prurit intense que lui occasionnait, disait elle, des dartres siégeant sur les parties génitales, se frottait le lieu affecté à l'aide d'un étui. A force de frotter pendant plusieurs mois le méat urinaire, elle l'agrandit au point de pouvoir y introduire l'instrument dont elle se servait, ce qui produisit une incontinence d'urine ; enfin elle l'enfonça tellement qu'il glissa dans la vessie. Ce corps y séjourna pendant trois mois sans autre accident qu'une strangurie. M. Rétif fut appelé ; il introduisit le doigt indicateur dans le va-

(1) *Annales de médecine pratique* de Montpellier, année 1810.
(2) *Idem*, août 1810.

gin pour s'assurer de l'existence du corps étranger ; en le dirigeant du côté de la vessie, il sentit dans cet organe une tumeur oblongue et dure. Le canal de l'urèthre étant très dilaté, il lui fut possible d'y porter le doigt, et d'insinuer jusque dans la vessie une pince avec laquelle une des extrémités de l'étui fut saisie et amenée au dehors, mais on ne put extraire le corps étranger parce qu'il était entouré de matière calculeuse à son centre. On se décida alors à faire la taille par le haut appareil. L'opération pratiquée à la manière ordinaire, le corps étranger fut retiré à l'aide de pinces à pansement. La malade succomba le vingt et unième jour après l'opération (1).

Les corps étrangers introduits dans le vagin par la masturbation ont des suites généralement graves et quelquefois mortelles. Leur extraction, d'autre part, nécessite des manœuvres chirurgicales d'une certaine difficulté et même d'une grande importance, d'autant que souvent ces corps, lorsqu'ils séjournent depuis longtemps dans les organes génitaux, s'encroûtent de substance calcaire, s'enclavent, perforent même les cloisons vagino-vésicale et recto-vaginale.

Tantôt ces corps étrangers sont des parties d'étuis, des épingles, des aiguilles à coudre ou à cheveux,

(1) A. Rétif, *Dissertation sur les corps étrangers introduits dans la vessie*, etc., Paris, 1811.

des fétus de paille, des épis de céréales ou de graminées, des morceaux de légumes, des fragments de bougies, de chandelles, de bois, des petits flacons à odeurs, tantôt des verres à boire, des bouchons de cristal ou de liège, un pot à confitures, etc., etc., etc.

Nous avons donné dans le cours de ce travail diverses observations de corps étrangers du vagin : en voici quelques autres tout aussi curieuses.

— Une fille se présente chez un praticien et lui demande de la délivrer d'une douleur insupportable aux parties génitales.

Au toucher on reconnaît un corps dur et inerte située à la partie supérieure du vagin, dont la membrane muqueuse était gonflée de telle sorte qu'elle semblait embrasser ce corps et le retenir avec force. Il fallut beaucoup de soins et plus d'une tentative pour parvenir à le saisir et à l'extraire et l'on reconnut alors qu'il consistait en un gros bouchon de liège.

Il est hors de doute, malgré la dénégation que la honte inspira à la patiente, que c'est en se servant d'un goulot de bouteille pour satisfaire aux égarements de son imagination qu'elle éprouva l'accident dont nous venons de parler (1).

— « Pendant que j'étais interne à l'Hôtel-Dieu,

(1) Fournier et Béguin, *Dict.* en 60 vol., t. XXXI, p. 107-8.

— écrit Lisfranc (1), — une femme couchée dans la division de Dupuytren éprouvait des douleurs violentes dans le bassin. Un écoulement purulent, fétide, était fourni par les organes de la génération. Cette femme ne voulut donner aucun renseignement sur son état; elle répondait toujours d'une manière évasive aux questions qu'on lui adressait.

» L'orifice inférieur du vagin qui ne renfermait pas de corps étranger était rétréci par le boursouflement de la membrane muqueuse. Cette tuméfaction remontait à une assez grande hauteur dans le canal vulvo-utérin ; elle formait à la vulve une très légère saillie. Le doigt porté profondément dans une large cavité en sentait les parois très dures et ne pouvait constater la présence du col de l'utérus. La sonde de femme donnait la même sensation, les percussions qu'elle exerçait produisaient un son creux très remarquable.

» Dupuytren introduisit profondément les mors assez larges d'une pince, à laquelle il fit exécuter des mouvements de bascule en sens divers, à mesure qu'il exerçait sur elle des tensions lentes et graduées.

» Il parvint ainsi à extraire sans le briser un pot de confitures, légèrement conique, dont la pe-

____

(1) *Clinique chirurgicale de la Pitié*, tome II.

tite extrémité sortit la dernière de la capacité dans laquelle une passion criminelle l'avait engagé. On fit immédiatement des injections émollientes, presque froides.

» La malade, honteuse et confuse, sortit de l'hôpital le jour même de son opération. Nous apprîmes qu'il ne survint aucun accident ; la guérison fut complète. »

Les Annales de la Société médico-chirurgicale de Bruges contiennent une observation à peu près semblable à la précédente et que reproduit le *Journal de Médecine et de Chirurgie* (deuxième série, année 1850).

— Le Dr Janssens fils, d'Ostende, fut appelé près d'une femme qui ne pouvait extraire du vagin un verre à bière qui y était engagé en entier et la laissait en proie aux plus horribles douleurs. En pratiquant le toucher, on reconnut que le cul du verre correspondait au museau de tanche.

Dans la crainte de blesser les organes importants qui sont en rapport avec le vagin, tous les efforts de M. Janssens tendirent à extraire le corps étranger sans le briser ; mais c'était là le point difficile en raison de la fragilité de la substance et du poli du corps étranger. Cependant, après des tentatives multipliées et infructueuses, l'idée d'appliquer le forceps à cette extraction, comme s'il s'était agi de la tête d'un enfant, étant venue à ce praticien, il introduisit, non sans peine, la première branche de l'instrument, mais il ne put introduire la seconde. Ramenant alors la branche introduite vers la partie postérieure du vagin, il s'en servit comme d'un levier, et pendant que deux assistants écartaient violemment l'anneau vulvaire et faisaient correspondre l'axe du verre à celui du petit bassin, il eut la satisfaction d'amener le corps étranger, en faisant subir toutefois à la malade des souffrances qui la guérirent, selon toute apparence, de son incompréhensible passion.

Les femmes, disions-nous à propos des formes de l'onanisme, ont poussé l'aberration jusqu'à introduire dans un but érotique des instruments quelconques dans la cavité de la matrice elle-même.

L'observation suivante, empruntée au tome II de la *Clinique chirurgicale* de Lisfranc, en fait foi.

— « Une femme se livrait à des manœuvres coupables, elle avait ses règles. Elle rompit dans l'utérus une tige de roseau. Il ne survint aucun accident. L'organe était sans doute accoutumé depuis longtemps au contact des corps étrangers ; mais à la prochaine époque menstruelle, des douleurs violentes se développèrent : elles ressemblaient à celles de l'accouchement : la matrice avait augmenté de volume : il était facile de s'en assurer à l'aide du toucher pratiqué par le vagin et sur la région hypogastrique.

» L'orifice du col utérin paraissait fermé, ce col était hypertrophié comme dans les grossesses du deuxième et du troisième mois : son exploration attentive, méthodique et réitérée me fit sentir, au centre de son extrémité inférieure, une très légère saillie offrant une grande résistance. J'appliquai le spéculum ; je balayai les muquosités avec un pinceau de charpie et je ne vis rien qui justifiât mes présomptions. Je manquais d'ailleurs des renseignements nécessaires ; mais je portai une sonde cannelée mousse dans le fond de l'instrument ; je soulevai la lèvre antérieure du museau de tanche et aussitôt je sentis et j'aperçus le corps étranger qui se montrait à peine à l'extérieur de la cavité, dans laquelle il était enfermé et dont les parois s'appliquaient exactement sur lui : j'introduisis une pince à mors plats et étroits ; l'une de ses branches pénétra heureusement dans l'épaisseur de ce corps étranger, l'autre fut glissée sur la face externe des parois utérines, je fis exécuter à l'instrument de légers mouvements de rotation sur son axe, en même temps que je le soumettais à d'assez fortes tractions ; il lâcha prise deux fois, la troisième tentative fut plus heureuse, je débarrassai la malade ; il coula des flots de sang noir poisseux, de couleur lie de vin ; ils sortaient de la matrice où ils s'étaient accumulés et dont le tissu revint immédiatement sur lui-même. Cet organe parut ensuite offrir son volume normal ; les accidents cessèrent.

La syphilis peut se transmettre par des manœuvres onaniques en commun. On a noté ce mode de propagation dans les hôpitaux spéciaux, entre autres à Lourcine où Becquerel a vu des femmes exemptes de vérole contracter cette maladie consécutivement à des attouchements mutuels avec des compagnes syphilitiques.

Pour clore cette longue liste d'affections locales et de voisinage, j'ajouterai que la stérilité et les avortements sont fort ordinaires chez les manuélisatrices, tant à cause des secousses nerveuses que des fluxions sanguines dont l'utérus est le siège.

Enfin, sans parler du vice génital dont ils héritent, les enfants des femmes onanistes naissent chétifs, malingres, meurent jeunes ou deviennent névropathiques, rachitiques, scrofuleux, tuberculeux, idiots ou épileptiques.

B. — Affections générales.

Avant de commencer la longue énumération des maladies générales dont la cause, immédiate ou prochaine, est l'onanisme, je dois faire une remarque qui m'empêchera peut-être d'être taxé d'exagération. Je n'ai point l'intention de dire ou de faire croire que plusieurs, ou même une seule des affections dont j'ai parlé plus haut, et dont je vais continuer la nomenclature, soient fatalement dévolues aux masturbatrices. Suivant l'âge, le tempérament et surtout la fréquence des manœuvres, — car ce sont principalement les excès d'onanisme que nous avons en vue, — certaines victimes de ce vice génital peuvent rester indemnes, ce qui est très rare toutefois, tandis que d'autres auront une ou plusieurs des maladies qui font le sujet de ce chapitre.

Si ce cadre nosologique paraît long, qu'on n'accuse point ma fantaisie : je n'ai fait que grouper tous les éléments de ce tableau, que j'ai trouvés éparpillés dans les écrits qui, de loin ou de près, ont touché à la question que je traite ; et encore n'ai-je pas rapporté tout ce que j'ai lu, quand les auteurs s'égaraient et attribuaient à la manuélisation des suites qui m'ont paru n'avoir avec elle que des rapports de coïncidence et non de causalité.

Pour plus de méthode, je suivrai dans mon énumération l'ordre des grands systèmes organiques.

Les affections nerveuses et les troubles des facultés intellectuelles et morales ou affectives qui naissent sous l'influence causale de la masturbation sont assez nombreuses pour que nous ne fassions que les citer sans y ajouter de trop longs commentaires ; il est d'ailleurs très facile de comprendre leur pathogénie génitale.

Epilepsie. — Pour beaucoup d'auteurs, cette affection paraît avoir, chez la femme, la matrice pour origine, d'où les noms d'*Epilepsia uterina* (Sennert), d'*Epilepsia ab utero* (Jonhston), d'épilepsie génitale, comme on l'appelait autrefois (1). Si cela est vrai, rien n'est plus facile de comprendre comment les excès de coït et surtout de masturbation, en irritant les organes génitaux, peuvent, à la longue, produire cette manifestation morbide. D'autre part, dans son mode d'être, l'épilepsie, sauf sa durée indéterminée, a beaucoup d'analogie avec le spasme vénérien, que les anciens, frappés du fait, nommaient *Epilepsia brevis.* Enfin, l'expérience ne permet pas de contester l'influence génitale sur la genèse de cette triste infirmité et le rapprochement des crises. Quantités d'observations de savants estimés en font foi, et sont trop connues pour être répétées ici (2). « L'on a vu plus haut, — » dit Tissot, — que la masturbation procurait l'épi- » lepsie, et cela arrive plus souvent qu'on ne le croit. » Est-il étonnant que ces actes rappellent les accès, » comme je l'ai vu plus d'une fois, dans ceux qui y » sont déjà sujets ; est-il étonnant qu'elle rende » cette maladie incurable (3) ? »

(1) E. Landais, *De l'influence du mariage et de la grossesse sur les maladies,* etc., page 6. Strasbourg, 1866.

(2) Voyez Tissot, ouvr. cit., p. 34, 42, 53, 54, etc.

(3) Ouvr. cit., p. 55.

Les idiots, c'est un fait reconnu, lorsqu'ils ne le sont pas tout d'abord, deviennent presque tous épileptiques ; ne serait-ce pas à la cheiromanie, à laquelle ils se livrent avec fureur, qu'il faudrait rapporter cette terrible complication ?

Voici un cas où la thérapeutique a été la pierre de touche de la pathogénie de l'épilepsie.

Une jeune fille se livrait à l'onanisme et tombait d'épilepsie ; le docteur américain White fait sur elle l'opération de la clitoridectomie. Les habitudes vicieuses cessent aussitôt et les accès d'épilepsie ne reparaissent plus. L'observation du Dr Withe n'est publiée que trois ans après l'opération et l'on doit considérer l'épilepsie comme guérie après un semblable laps de temps (1).

Hystérie. — La maladie féminine par excellence, l'hystérie, si fréquente chez les filles et les femmes, a son point de départ dans l'utérus ou ses annexes, selon Tissot, Dubois d'Amiens, Landouzy, Brierre de Boismont, Morel, Wieger et Schutzemberger. Ce dernier croit, avec Romberg, que l'hystérie est un spasme réflectif, produit par l'excitation utérine. D'autres auteurs ne voient, dans cette maladie, qu'une affection nerveuse idiopathique : tels sont Georget, Forget, Bouillaud, etc. (2). Je me range

(1) *Le médecin*, Nº 8. Février 1877.
(2) Landuis, Thèse citée p. 38 et suivantes.

plus volontiers à la première de ces opinions, qui me rend mieux compte de sa production, à la suite des pratiques masturbatrices. Ce ne sont pas là, je ne le cache point, les seuls agents provocateurs de l'hystérie ; je pense que la difficulté de la menstruation, la continence, les émotions vives, le défaut d'attachement (Londe), etc., produisent l'hystérie ; mais je crois devoir placer au premier rang l'onanisme. On n'a pour s'en convaincre, qu'à interroger adroitement les hystériques : presque toujours les premières manifestations douloureuses ou convulsives sont survenues à la suite de manœuvres coupables. L'hystérie est assurément plus fréquente chez les jeunes filles, les veuves et les célibataires que chez les femmes mariées : n'en est-il pas de même de la masturbation ?

Et quoi qu'en ait dit Parent-Duchatelet, une statistique de Kiwisch, qui a recueilli plusieurs cas d'hystérie par suite d'onanisme, prouve que les prostituées y sont aussi sujettes que les autres. MM. Boivin et Dugès affirment, de leur côté, que le libertinage y prédispose les filles publiques, parce que la fatigue des organes génitaux amène un collapsus analogue à la torpeur due à la continence (1).

Dans le *Journal de Vals* de mai 1876, numéro 5,

____

(1) E. Landais, *loc. cit.*, p. 43 et suivantes.

le Dr Tourette dit : « Depuis cinquante ans et plus que j'exerce la médecine, j'ai vu un grand nombre de femmes qui pratiquent l'onanisme conjugal, atteintes d'hystérie. Chez presque toutes il y avait maigreur, hébétude, perte d'appétit ; elles étaient sans force et sans courage en dehors des accès hystériques. »

Catalepsie, Extase. — Ces névroses que l'on rencontre principalement avec l'épilepsie et l'hystérie, que peuvent engendrer, — nous venons de le voir, — l'ébranlement nerveux, les secousses spasmodiques de la masturbation, sont des affections propres aux personnes irritables, tristes, craintives, mélancoliques, concentrant leurs pensées sur une idée fixe, but de tous leurs actes. Or quelle cause puissante que l'onanisme pour jeter la femme et la jeune fille dans cet état favorable à l'éclosion de la catalepsie et de l'extase !

Éclampsie infantile. — Les convulsions chez les jeunes sujets sont une conséquence ordinaire d'une irritation de l'axe cérébro-spinal ou des extrémités périphériques des nerfs du sentiment ou du mouvement. La manuélisation par l'ébranlement continuel qu'elle provoque dans la masse nerveuse est une cause des plus actives de l'éclampsie, que l'on rencontre d'ailleurs presque toujours chez les enfants onanistes.

POUILLET, Onanisme, 7me édition.   9

Nervosisme. — L'état nerveux, la névropathie protéiforme, la Neurasthénie est une entité morbide complexe, souvent chronique, propre aux débilités de toutes sortes et particulièrement à ceux qui ont surmené leur système nerveux par un travail mental excessif, par l'abus du coït et surtout de la masturbation. Pour nous, les onanistes sont fatalement voués à la Névropathie ou Neurasthénie.

Le nervosisme — l'épithète protéiforme l'indique très bien — n'est pas un dans sa manifestation ; il est, au contraire, excessivement variable selon son degré et les individus. Tantôt ce n'est qu'une légère désharmonie du système nerveux, tantôt c'est un dérangement, une perturbation organique profonde. Chez les uns, il engendre une impressionnabilité extrême aux agents extérieurs : froid, chaud, humidité, sécheresse, électricité ; chez les autres, il se caractérise par de l'anesthésie ou de l'hyperesthésie, partielles ou généralisées, par des tremblements, par des paralysies du mouvement ou du sentiment. Chez quelques-uns, enfin, il produit des douleurs vagues, sourdes ou aiguës, mal localisées, des vertiges, des éblouissements, des fourmillements, de l'insomnie opiniâtre, des cauchemars, des sensations de congestion cérébrale, etc., etc.

Névralgies. — Les névralgies diverses sont presque constamment l'apanage des manuélisatrices. Notons la rachialgie, la céphalalgie, l'hystéralgie, la gastralgie, la myodynie, les névralgies intercostales, l'ovarialgie, etc., etc. Sur quatorze femmes, devenues névropathiques par suite d'onanisme conjugal, observées par Bourgeois (1), six souffraient violemment de crampes utérines et d'hystéralgie tenace.

Chorée. — La chorée, lorsqu'elle ne reconnaît point pour causes le vice rhumatismal, l'hérédité, l'exemple ou peut-être encore une émotion très vive, est presque sûrement attribuable à l'onanisme. Marc-Ant. Petit dans son livre *Onan ou le tombeau du Mont-Cindre* a rapporté le fait suivant que lui a emprunté Deslandes.

Une jeune fille de huit ans tomba dans un état de maigreur inquiétant ; les membres inférieurs étaient agités par des mouvements extraordinaires qui se communiquèrent bientôt aux membres supérieurs ; l'impossibilité de se servir des uns et des autres devint absolue, l'agitation était excessive dans les muscles de la face et des yeux ; la malade ne pouvait rester dans son lit et on était obligé de la tenir continuellement dans un grand fauteuil fermé devant elle. Le médecin qui la soignait pensa

(1) *Les passions dans leurs rapports avec la santé et les maladies.* — *L'amour et le Libertinage,* 3e édit. J.-B. Baillière et fils, Paris, 1871.

que cette danse de Saint-Guy devait être attribuée à la présence des vers, et donna, mais sans succès, des moyens propres à les expulser. Consulté à cette époque, le Dr Morelot crut reconnaître les effets d'une mauvaise habitude ; il se convainquit bientôt de son existence. Quelques conseils, une grande surveillance de la part des parents, l'usage des bains froids, du musc et du camphre, procurèrent une guérison radicale.

Ce n'est pas le seul cas que nous sachions ; et il nous a été donné de voir, en 1875, une choréique de vingt ans chez laquelle la masturbation faisait pour ainsi dire reparaître la maladie à volonté.

Douée d'un bon tempérament et sans antécédents rhumatismaux, cette jeune fille fut prise de chorée à la suite de pratiques solitaires renouvelées jusqu'à quatre fois par jour.

Envoyée chez ses parents, à la campagne, elle ne tarda point à guérir et revint alors à Paris vivre avec un étudiant en droit, son amant. Lorsque, sur ses instances réitérées, ce dernier se décidait à déterminer chez elle le spasme vénérien par des manœuvres linguales ou digitales, — les seules qui pussent calmer les désirs érotiques de cette fille, — la chorée reparaissait durant quelques jours pour cesser jusqu'à de nouveaux attouchements.

Encéphalite, Ramollissements cérébraux et spi-

naux, Méningite. — L'encéphalite et les ramollissements du cerveau ou de la moelle ont parfois la
masturbation pour point de départ. Racle l'a noté.
Pour ma part, j'ai eu jadis, à Lille, l'occasion
de donner des soins à une jeune entretenue de
vingt-six ans atteinte d'inflammation, avec ramol-
lissement commençant de la partie inférieure de
la moelle, affection qui n'avait d'autre cause que
l'onanisme lingual auquel elle se livrait journelle-
ment.

Voici un exemple de méningite observé par Martin
de Lyon et reproduit par X. Bourgeois (1). « Je fus
appelé, le 12 mai 1835, pour donner des soins à
Mlle Joséphine L.., âgée de quatre ans. Cette enfant,
dont l'intelligence était précoce et le corps assez
bien développé présentait une inflammation des
parties génitales, accompagnée d'un écoulement pu-
riforme abondant.

» A ma visite je trouvai l'enfant assoupie, le regard incertain, les pupilles contractées, la face pâle,
plaquée de rouge par intervalles, le ventre ballonné,
le pouls petit; enfin les symptômes évidents de
fièvre cérébrale.

» L'examen des parties génitales fit découvrir une
dilatation du vagin si considérable qu'il fut impossible d'en méconnaître la cause directe, et la do-

(1) Ouvrage cité, p. 189.

mestique m'apprit que l'enfant se livrait depuis peu à l'onanisme comme par un mouvement automatique.

» On employa les moyens rationnels pour combattre l'affection du cerveau, et comme moyen coercitif on mit des gants de toile métallique aux mains de l'enfant.

» Le mal augmenta néanmoins, et la jeune malade succomba peu de jours après. Jusqu'au dernier moment, les intervalles de liberté, qu'on laissait à ses mains, étaient employés à répéter l'acte qui la conduisait au tombeau ».

Paralysies. — Les paralysies musculaires et principalement la paraplégie sont, d'après le docteur A. Bourbon, beaucoup moins rares qu'on ne le croirait à la suite de la manuélisation.

Les manœuvres onaniques, selon cet auteur, provoquent une fluxion, qui ne fait qu'augmenter de plus en plus, dans la substance même ou plus ordinairement dans les enveloppes du cerveau et surtout de la moëlle ; quelquefois aussi elles déterminent un ébranlement intime localisé ou généralisé, de la masse cérébro-spinale (1).

Troubles des organes des sens. — Les organes

(1) Voir *De l'influence du coït et de l'onanisme dans la station sur la production des paralysies*, Paris, 1859.

sensoriels sont fréquemment affectés chez les onanistes. L'ouïe devient dure : l'oreille est le siège de bourdonnements, de bruissements, de battements incommodes, agaçants, d'abord intermittents et revenant après chaque manœuvre, plus tard continus et insupportables au point d'engendrer l'insomnie. Le tympan acquiert parfois une hypersensibilité telle que le moindre bruit l'irrite douloureusement.

Le toucher est moins sûr que normalement ; et si les sujets ne s'en aperçoivent guère cela tient à un tremblement concomitant des mains et de l'avant-bras, auquel ils rapportent volontiers le trouble tactile.

L'odorat et le goût s'émoussent ; mais les troubles sensoriels les plus marqués et les plus ordinaires sont ceux de l'organe de la vision.

Sans parler de l'hypérémie conjonctivale, du larmoiement et de la photophobie, phénomènes très fréquents chez les manuélisatrices ; notons l'asthénopie qui peut aller jusqu'à l'amaurose, sans que l'ophtalmoscope puisse découvrir de lésion rétinienne, papillaire ou choroïdienne capable d'expliquer la diminution de la vue. Quant à la mydriase intermittente au début des attouchements, elle ne tarde pas à devenir permanente.

Ces troubles visuels indiquent sans nul doute

que la rétine ne reçoit plus sa part nécessaire et ordinaire d'influx nerveux par suite de l'affaiblissement général de l'organisme.

Troubles des facultés intellectuelles et affectives. — Les facultés intellectuelles et affectives ou morales se ressentent singulièrement, on le comprend sans peine, des manœuvres onaniques.

Chez les enfants, le phénomène le plus saillant, celui qui frappe tout d'abord l'attention, est l'arrêt dans le développement des facultés de l'entendement, état actuel qui contraste singulièrement avec les dispositions montrées antérieurement par le jeune sujet.

La fillette devient inapte au travail mental; sa mémoire s'affaiblit, diminue et finit à la longue par faire complètement défaut; son attention devient nulle. Les raisonnements les plus simples, les notions les plus élémentaires, les déductions les plus faciles sont difficilement saisis par son esprit distrait.

La faculté de penser ne peut plus se concentrer sur une idée et de celle-ci en faire jaillir une autre; l'association logique manque, bientôt l'incohérence va succéder à cette faiblesse intellectuelle.

L'imagination, impossible sans la mémoire, puisqu'elle n'est qu'une synthèse d'idées perçues et préexistantes, perd de sa vivacité et se tarit complètement faute d'aliments.

L'entendement au lieu de s'élever déchoit.

L'onanisme jette sa victime dans une sorte d'hébétude et même d'imbécillité au milieu de laquelle, de-ci de-là, apparaît encore une lueur d'intelligence qui bientôt cessera de se montrer, laissant à jamais l'idiotie régner en maîtresse dans ce cerveau humain qui n'avait pas été créé seulement pour la vie instinctive et brutale. Fréquente chez les jeunes sujets qui s'adonnent à la manuélisation, l'idiotie acquise, qui, selon Deslandes se différencie de l'idiotie héréditaire ou native en ce que, tandis que les sens et l'intelligence décroissent, la sensibilité générale ne fait qu'augmenter, est rare chez les pubères.

Mais chez les personnes plus âgées, d'autres maladies mentales se développent, qui ne le cèdent guère à l'idiotie.

L'affaiblissement de leur entendement que les manuélisatrices attribuent avec raison à la malheureuse passion qu'elles ne peuvent vaincre, la honte qu'elles en ressentent, la pusillanimité qui en résulte, exagèrent au dernier degré leur susceptibilité morale, rembrunissent leurs idées et les plongent dans une tristesse morne, c'est-à-dire dans cet état mental, sans délire encore, il est vrai, auquel convient le nom de mélancolie, mais qui n'est qu'un état précurseur d'une forme d'aliénation confirmée qui va apparaître.

Certaines onanistes concentrées en elles-mêmes, s'écoutent vivre pour ainsi dire, dirigent toutes leurs pensées sur leur organisme physique, étudient minutieusement le fonctionnement de leurs appareils, et survient-il, — chose des plus ordinaires chez elles, — un trouble, tel minime qu'il soit, une souffrance même des plus légères? elles se figurent vouées aux maladies éternelles, à la mort prochaine, pauvres hypocondriaques qui s'assombrissent d'une façon lugubre et sinistre leur état de santé !

La mélancolie, comme l'hypocondrie, amène trop souvent, chez les malheureuses qui continuent leurs pratiques, des dérangements plus notables du côté des fonctions mentales, nous voulons dire qu'elle dégénère en manie, en monomanie. A l'hypocondrie ou à la mélancolie succède parfois la lypémanie qui n'est que l'exagération de ces états, mais cette fois accompagnée de délire, de conceptions fausses. La masturbatrice lypémane se croit poursuivie par des assassins, elle se figure persécutée, pense qu'on veut l'empoisonner, etc. La lypémanie ne suit pas forcément la mélancolie ou l'hypocondrie, elle peut survenir d'emblée chez l'onaniste ainsi que différentes autres monomanies ou que la manie.

Ces perversions involontaires d'une partie ou de la totalité des facultés mentales avec ou sans complications de troubles de la sensibilité générale ou spéciale, lorsqu'elles naissent de toutes pièces, débutent soit par un malaise général, de la céphalalgie, de la chaleur de tête, une animation extraordinaire de la face dont le teint est coloré fortement et les yeux brillants, soit encore par des tintements d'oreilles, des bourdonnements, une soif vive, un appétit vorace, une agitation de tout le corps, aussi bien pendant la veille que durant le sommeil troublé par des cauchemars de toutes sortes, soit enfin par des hallucinations et des illusions des divers sens, par un changement dans la façon d'être et dans le caractère du sujet qui devient anxieux, défiant ou confiant à l'extrême, furieux, vociférant, extrèmement tourmenté, tout à fait muet ou loquace, émettant rapidement des phrases sans enchaînement logique ou des idées étrangement associées par une logique vicieuse ; cela bien entendu selon les cas et les monomanies qui vont se montrer.

A cette manuélisatrice s'attachent la monomanie homicide et la monomanie du vol. C'est une jeune fille qui nourrit et avoue la féroce pensée de tuer ses parents pour avoir leur argent (Parent-Duchatelet).

Cette autre devient la victime de la monomanie érotique ou nymphomanie, elle s'enfuit de chez elle et va se prostituer au coin des carrefours pour calmer ses ardeurs ; ou bien, possédée par son penchant irrésistible et insatiable d'amour physique, le verbe haut, l'œil brillant, la bouche écumante, les narines dilatées, le bassin secoué par des déhanchements spasmodiques, sale, débraillée, horrible dans sa nudité, elle expectore des paroles obscènes et provocantes, se livre devant tous à des gestes d'un cynisme révoltant, à des attouchements d'une lubricité effrayante.

Celles-ci, plus fortes, ont encore un reste de pudeur, elles veulent cacher les désirs qui les tordent, mais en vain ; la vue d'un homme, les mots qu'il leur adresse, le contact de sa main, suffisent à réveiller leur ardeur morbide, à débrider leur passion, à provoquer le spasme vénérien.

Tous savent l'histoire de la jeune bergère dont parle Alibert dans ses *Nouveaux éléments de thérapeutique et de matière médicale.*

Par suite de ses habitudes manuelles, cette jeune femme avait vu ses facultés intellectuelles baisser jusqu'à la stupidité. La partie supérieure du corps s'était prodigieusement amaigrie, tandis que la partie inférieure semblait, au contraire, d'une personne bien portante. Sa sensibi_ lité s'était exaltée au suprême degré, et pour ainsi dire, localisée dans les organes génitaux. En un mot, elle était dans un état de névropathie ultime à forme génitale qui déterminait chez elle la sensation vénérienne à la moindre cause, à la vue d'un homme par exemple, où lorsqu'elle se sentait toucher la main par une personne étrangère à son sexe.

A propos de la nymphomanie on pourrait objecter que c'est là plutôt une cause de masturbation qu'une conséquence de cette habitude vicieuse. Cela est vrai souvent, et nous l'avons signalé dans le chapitre qui traite de l'étiologie, mais nous tenons tout particulièrement à faire voir que l'onanisme est capable d'engendrer la névrose utérine. Les cas suivants, entre autres, ne laissent subsister aucun doute à ce sujet.

— Une dame, — rapporte Manget, — était mariée depuis six ans à un homme impuissant. Celui-ci se bornait près d'elle à exalter par des attouchements réitérés la sensibilité des organes de la génération ; cette dame fut bientôt atteinte d'une nymphomanie accompagnée de mouvements convulsifs. Manget lui conseille de faire lit à part et prévient ainsi les progrès ultérieurs de cette vésanie qui dès lors se dissipe (1).

Une jeune fille, — au dire de Zacutus, — s'a-

____

(1) *Dictionnaire* en 60 volumes, t. XXXVI, p. 564.

bandonnait fréquemment aux habitudes lesbiennes : elle fut prise tout à coup d'accès nymphomaniaques revenant périodiquement et durant quelques jours. Elle était, dans son désespoir, résolue à se suicider, lorsque Zacutus lui conseilla le mariage qui, en remplaçant la masturbation par le coït, lui fit bientôt recouvrer une santé florissante (1).

Parfois, enfin, tourmentée par la monomanie du suicide où l'amènent le désespoir de ne pouvoir cesser ses manœuvres, son hypocondrie ou sa mélancolie et le défaut de résistance morale, la masturbatrice s'asphyxie, se jette par une fenêtre, se noie ou s'empoisonne pour mettre un terme à ses maux imaginaires ou réels et pour débarrasser la société d'un membre inutile.

La démence, la paralysie générale, peuvent aussi provenir de l'onanisme.

Tantôt ces états pathologiques succèdent à la manie, à la monomanie, à l'épilepsie, à l'hystérie, développées par les manœuvres érotiques ; tantôt, au contraire, ils naissent d'emblée.

En même temps que les goûts, que les habitudes, que le caractère changent ; en même temps que, durant la veille, les manuélisatrices sont torturées par de fausses sensations ou des impressions erronées, c'est-à-dire par des hallucinations ou des

____

(1) *Dictionnaire* en 50 volumes, t. XXXVI, 588.

illusions, l'observateur attentif voit, chez elles, s'affaiblir progressivement les facultés de l'entendement. Les actes intellectuels se font avec lenteur : la mémoire est obtuse, perdue sur un grand nombre de points même intimes et saillants ; les idées sont mal coordonnées, mal associées. Tous les sentiments s'émoussent ; les instincts, même celui de la conservation — le plus puissant de tous — se pervertissent, s'amoindrissent, s'annihilent. Telle est la démence.

A la voracité, à la gloutonnerie du début de l'affection, d'où provenait l'aspect florissant de la démente, succède un défaut d'appétit, un dégoût pour les aliments. Les muscles deviennent flasques, l'embonpoint diminue, la peau se décolore et se ride, les forces disparaissent, les yeux perdent leur éclat, deviennent ternes et la déchéance intellectuelle se complique de la décrépitude physique.

Si, dans le cours de la démence, il est parfois des rémittences, des arrêts, ils ne sont que d'une courte durée et la maladie continue sa marche vers sa terminaison fatale.

La paralysie générale, qui complique si souvent la démence et débute durant son cours, peut précéder cette dernière ou même évoluer seule. Elle se caractérise par un affaiblissement progressif de la faculté de se mouvoir. Elle est, en un mot, à la puissance motrice ce qu'est la démence à la puissance intellectuelle et affective.

A tort, l'on a pensé que la paralysie n'atteignait pas simultanément tous les muscles et commençait par la langue, — balbutiement, bredouillement — et continuait par les membres inférieurs, les membres supérieurs et le tronc. La vérité est que l'affaiblissement musculaire est simultané, général, et que si on semble le noter d'abord dans les muscles linguaux, c'est que ces organes, remplissant des fonctions d'une exquise délicatesse, — articulation des sons, — laissent mieux observer chez eux la moindre gêne, le plus léger dérangement dans leur faculté motrice.

Quand la maladie est avancée, l'émission des sons et de la parole ne sont plus qu'un bredouillement incompréhensible ; les membres inférieurs, ne pouvant plus supporter le poids du tronc s'affaissent ; la marche devient impossible ; la tête branle sur les épaules : les bras sont tremblotants, frappés d'inertie et pendants le long du corps. La paralytique n'est plus qu'une masse sans force, sans mouvement, et souvent privée de toute intelligence, quand à la paralysie est venue s'adjoindre la démence.

La masturbation est, au dire du savant aliéniste Calmeil, d'une influence telle sur la production de la démence et de la paralysie générale que l'on a remarqué que tous les maniaques ou monomanes qui deviennent déments sont adonnés aux pratiques onaniques.

A côté de ces tristes maladies chroniques, nous devons en placer une dernière : la stupidité, que l'on peut considérer comme une démence aiguë. Tantôt à la suite d'une céphalalgie intense, de bourdonnements d'oreilles, d'une sensation de compression crânienne, les traits se concentrent, la sensibilité cutanée disparaît, les fonctions intellectuelles et morales s'obscurcissent graduellement et s'anéantissent ainsi que le pouvoir moteur. Tantôt ces phénomènes apparaissent d'emblée : tout d'un coup alors, un affaissement général du corps, une inertie de l'esprit, frappent la masturbatrice.

La peau devient terne, les paupières s'immobilisent à l'entour des yeux fixes, sans éclat, sans expression. La misérable stupide est insensible à tout ; elle perd les notions des besoins de la vie ; elle se laisse mourir de faim, si on ne lui introduit dans la bouche des substances liquides, capables de gagner seules l'estomac, sans qu'elle s'en occupe aucunement ; elle ne se garantit en rien des agents extérieurs et des dangers de toutes sortes ; il faut qu'on y prenne garde pour elle. En un mot, ce n'est plus même un corps ; la stupide comme la démente et la paralytique est tombée au-dessous de la brute qui, à défaut d'intelligence, a encore la volonté et le pouvoir de se mouvoir ainsi que l'instinct de son existence et des besoins que nécessite sa conservation.

La masturbation ne produit pas toujours d'une façon inéluctable et fatale les désordres dont nous venons de donner un aperçu succinct ; mais elle amène presque inévitablement chez les incorrigibles des modifications notables dans les facultés affectives, des changements fâcheux dans le caractère.

Les victimes du vice génital deviennent timides à l'excès, honteuses, susceptibles, irritables, capricieuses, impatientes, menteuses, égoïstes, dures, méchantes, en même temps qu'inaccessibles à la pitié, aux grandes idées, aux nobles actions, aux bons sentiments.

Distraites et comme étrangères aux conversations, apathiques et taciturnes, loin de rechercher les réunions et la société, elles fuient le monde et lui préfèrent la solitude afin de mieux se concentrer en une idée unique. Tristes, rêveuses, maussades, en voyant, à une certaine époque de leur vie, dans quel état, dans quelle situation malheureuse, tant morale que physique et intellectuelle, les a plongées leur passion, elles sont prises de désespoir, de repentir ; mille remords les assaillent, les tourmentent, les terrorisent ; elles se jurent à elle mêmes, devant l'autel, avec les formules les plus sacrées, de ne plus céder à la tentation, de ne plus s'abandonner à leurs manœuvres. Vaine résolution! Elles saisissent le plus futile prétexte, elles se créent même une sorte de nécessité pour recommencer. Elles sont faibles, lâches, pusillanimes envers elles et leur vice, et, tout en s'en rendant compte, elles ne peuvent se défendre de l'habitude acquise et dégradante. La volonté est anéantie, la résistance impossible ; la détermination la plus ferme dure à peine une journée !

« J'ai connu, — dit Pradel, — une jeune personne qui, depuis l'époque d'une puberté trop précoce, se livrait à la masturbation et en éprouvait, à 18 ans, les effets les plus fâcheux. Elle était douée des qualités les plus brillantes de l'esprit, et sa raison avait toute la maturité de l'âge viril ; elle connaissait tout le danger où l'entraînait le goût irrésistible qui la portait avec violence au plaisir solitaire de l'onanisme. Elle prenait la résolution de ne plus s'y livrer ; mais elle y revenait incessamment. Désespérée de ne pouvoir observer, après chaque sacrifice honteux, les salutaires résolutions qu'elle prenait sans cesse, elle disait : « J'ai en moi deux volontés, l'une qui résiste et l'autre qui m'entraîne ; celle-ci, pour me séduire, use du subterfuge le plus adroit et me dit toujours :

ce sera la dernière fois... Cette malheureuse a succombé (1). »

Il me reste à signaler deux suites fréquentes sinon constantes qu'il faut rattacher aux désordres moraux : l'aversion pour le mariage et la répulsion pour le coït, qui, poursuivant la femme jusque dans le lit nuptial même, a désuni plus d'un ménage et jeté la perturbation dans bien des familles !

La jeune fille masturbatrice déteste le mariage, qui lui fait horreur, et ne s'y soumet la plupart du temps que sous l'influence d'une haute presion familiale ou de circonstances exceptionnelles. Le coït, en ce cas ne lui inspire qu'indifférence, ennui ou répugnance, et l'onanisme règne bientôt en maître dans le lit des époux, au mépris du mode naturel de l'amour.

Ou bien, si la masturbatrice ressent quelque plaisir avec son mari, cela ne lui suffit pas, quel que soit le nombre des approches conjugales, parce que ses manœuvres habituelles, ont, au détriment du foyer ordinaire de la sensation érotique, développé un centre spécial de volupté dont les sollicitations ne veulent pas être éludées. Témoin cette dame dont Murat nous a conservé l'histoire dans le tome XXXVI du « Dictionnaire des sciences médicales » à l'article NYMPHOMANIE.

(1) Ouvr. cit. page 23.

« Dès la première jeunesse, elle s'était livrée aux attouchements illicites avec une sorte d'irrésistible entraînement. A 17 ans, on la marie à un homme vigoureux et très porté aux plaisirs sexuels. Mais cette union ne la guérit pas de son habitude enracinée. Plusieurs fois de suite elle recevait les embrassements de son mari sans être satisfaite, et souvent même, sortant de ses bras après trois congrès et fatiguée de ces assauts répétés, elle s'abandonnait encore aux manœuvres onaniques. »

Appareil respiratoire.

Toux, essoufflements, etc. — Les troubles fonctionnels de l'appareil respiratoire sont excessivement habituels chez les manuélisatrices, surtout chez les adolescentes et les jeunes femmes. Ce sont des essoufflements, des étouffements, de la toux sèche, de la respiration précipitée, suspirieuse, des douleurs thoraciques vagues, des névralgies intercostales, etc., phénomènes symptomatiques d'un affaiblissement organique général ou signes sympatiques d'une irritation nerveuse à point de départ génital, car l'auscultation ni la percussion ne dénotent de lésion capable d'en expliquer la production.

Ces troubles n'ont échappé à personne, et les auteurs les ont signalés.

Tissot dit que l'on rencontre, à la suite de la masturbation, un affaiblissement des organes de la respiration d'où résultent souvent des toux sèches, presque toujours des enrouements, des faiblesses de voix, des essoufflements dès qu'on se donne un mouvement un peu violent.

Schwartz écrit : Chez les uns on observe une altération dans la parole, une succession de sons inarticulés, une discordance ; chez d'autres, une faiblesse de voix, un enrouement, une toux sèche, un essoufflement dès qu'on se donne un mouvement un peu violent. Quelquefois il existe une perte totale de la voix.

Rostan accuse aussi, dans le tome VI du *Diction-naire de médecine*, l'onanisme de gêner la respira-tion, de procurer des suffocations fréquentes, des douleurs sous le sternum et dans le dos, entre les deux épaules.

Sans parler de l'incertitude, de l'embarras de la parole, qui tiennent à l'extrême timidité et à la honte qui dominent les onanistes, notons le peu d'étendue, la raucité de la voix, la faiblesse pho-nique, qui peut aller jusqu'à l'aphonie ; citons une gêne gutturale, une sécheresse laryngée et l'émission fréquente du « hem », symptôme de la laryngite granuleuse, du *Clergymans'throat* (Grimm de New-York), affection due ici à l'épuisement gé-nital, et aussi ordinaire chez l'onaniste que chez ceux qui, par profession, exercent constamment l'organe phonateur.

Particulièrement sensible aux agents extérieurs, la manuélisatrice, en général amaigrie et sans grande puissance de réaction vitale, se trouve dans des conditions très propres à voir naître en elle des bronchites aiguës ou chroniques et d'autres affections de poitrine : pleurésie ou pneumonie par exemple (Londe).

Quant à la tuberculisation pulmonaire, nul ne doute qu'elle ne soit une conséquence journalière de la masturbation, comme elle en est une des excès de coït.

Quelle que soit l'essence de cette maladie organique, l'expérience prouve que toutes les causes qui affaiblissent les individus y prédisposent plus ou moins. Or l'onanisme s'attaque aux nerfs, aux muscles, au sang qu'il aglobulise, en un mot, à tout l'organisme, dont il détruit l'harmonie fonctionnelle, qu'il délabre, qu'il plonge dans la misère physiologique ; il peut donc déterminer la production tuberculeuse et en hâter le processus morbide.

C'est ce que n'ont pas méconnu les pathologistes qui classent, avec raison, la masturbation au premier rang dans l'étiologie de la phthisie. C'est ce que n'ont pas méconnu davantage les hygiénistes, Becquerel, entre autres, qui a dit : « La phthisie, pour peu qu'il y ait prédisposition chez les sujets, est souvent le résultat de l'onanisme ; dans d'autres cas l'onanisme produit lui-même la prédisposition à la tuberculisation. » L'observation suivante nous montre le développement de tubercules non seulement dans les poumons, mais aussi dans une articulation et dans les méninges.

« Une demoiselle, âgée de dix-huit ans, d'une forte constitution, d'un tempérament sanguin, ayant de l'embonpoint et de la fraîcheur, contracta l'habitude de la masturbation.

» Six semaines s'étaient à peine écoulées depuis le début de ses fâcheuses manœuvres que les traits de son visage s'altérèrent; elle maigrit sensiblement, sa peau se décolora. Elle éprouva des palpitations avec un resserrement spasmodique de la poitrine et une toux sèche, qui fut bientôt suivie d'un crachement de sang.

» Elle était triste, abattue, répandait des larmes involontaires.

» Quelques remèdes furent employés sans succès. Les règles se supprimèrent. La maladie s'aggravait. Je soupçonnai l'onanisme comme cause première de tous les accidents. La mère, à qui je m'ouvris, se récria vivement en me protestant de l'innocence de sa fille qui recevait alors la cour d'un jeune homme, avec lequel elle devait se marier à une époque encore éloignée.

» On lui fit passer quelques mois de l'été à la

campagne, et elle eut à souffrir cruellement d'une tumeur blanche du genou, ce qui l'affaiblit beaucoup. Elle était en traitement pour cette maladie quand tout à coup des douleurs de tête très violentes se déclarèrent accompagnées de vomissements, de fièvre, puis de délire et de mouvements convulsifs. Elle fut en danger. Pendant une nuit on surprit la malade dans l'exercice de ses manœuvres onaniques. On m'en prévint à ma visite et je devins peu de temps après le témoin de cette affreuse habitude.

» J'interrogeai cette infortunée ; elle m'apprit qu'elle se livrait à la masturbation depuis dix mois et qu'elle n'avait jamais pu s'y soustraire pendant ses maladies.

» Je lui adressai des remontrances et lui promis que j'engagerais ses parents à la marier aussitôt qu'elle serait rétablie. Mes remontrances et mes promesses furent inutiles. Elle se livra avec fureur à sa passion devant ses parents, devant les assistants, qui s'occupaient sans cesse de retenir ses mains. J'ordonnai qu'on les fixât avec des liens. Elle fit alors des mouvements de corps pour suppléer aux mains qui lui manquaient. On la retint. Elle entra en fureur, tint des propos obscènes et s'abandonna aux imprécations les plus grossières. Dans la journée, le ventre se gonfla. La nuit, le délire fut complet, les convulsions devinrent affreuses et la malade expira bientôt dans le coma (1). »

Appareil digestif.

Pas plus que les autres, l'appareil digestif n'est épargné ; bien au contraire : généralement, en effet, l'estomac est le premier organe qui souffre des excès génitaux. La digestion est difficile, laborieuse, bien que l'appétit soit vorace. Tantôt il y a vomissement ou diarrhée lientérique, tantôt constipation opiniâtre, souvent perversion dans le goût (pica, malacia), toujours gastralgie. La chymification est incomplète, et, partant, l'absorption intestinale imparfaite ; alors l'assimilation, pour réparer les pertes continues de l'organisme, a recours à une résorption interstitielle exagérée, qui amène progressivement un amaigrissement considérable et une faiblesse générale, suivis, à un moment donné, de marasme et de fièvre hectique.

Appareil circulatoire.

Du côté de la circulation, on remarque des palpitations nerveuses intermittentes, revenant au moindre exercice physique, à la moindre émotion morale. Aussi Georget a-t-il pu dire : un accident

(1) Martin (de Lyon) *Mémoires de médecine pratique*, Lyon, 1835.

fréquent et qui ne m'a jamais trompé sur sa nature, ce sont des palpitations de cœur, accompagnées de gène dans la respiration, de légers étouffements.

On note encore des mouvements désordonnés de l'organe central, une véritable folie du cœur, selon l'expression de Bouillaud, des lipothymies assez fréquentes, quelquefois des syncopes, surtout à la fin du spasme provoqué. Il n'est pas rare de rencontrer chez les onanistes des affections organiques larvées du cœur qui ne se traduisent à leur naissance que par de l'essoufflement, des suffocations passagères, une gêne précordiale ou des accès de toux, symptômes dont il est alors impossible de trouver l'origine : mais auxquels vient bientôt s'ajouter le cortége habituel des signes caractéristiques des maladies cardiaques.

Ces troubles circulatoires, de même que les désordres respiratoires sont des causes puissantes de la mélancolie et de l'hypocondrie qui empoignent les onanistes bien qu'en réalité ils n'offrent point la gravité que ces malheureuses leur attribuent. Je ne dois pas oublier ici l'anémie, si fréquente chez les femmes, et dont la cause, cependant échappe si souvent aux praticiens. Elle peut être poussée jusqu'à la cachexie. Tantôt elle est directement occasionnée par la manuélisation ; souvent elle n'est que la suite, le complément nécessaire des troubles digestifs, provoqués eux-mêmes par l'affaiblissement ou l'ébranlement morbide de l'élément nerveux.

Appareil moteur.

La dépense incessante et ruineuse d'influx nerveux que fait la manuélisatrice, le défaut d'assimilation qui ne lui permet pas de réparer ses pertes et la force à devenir autophage, font que le système musculaire se ressent des habitudes désastreuses de la pollution génitale. Les muscles deviennent flasques, s'amoindrissent, perdent leur puissance contractile et leur forme. L'exercice le plus minime les fatigue, les lasse, les endolorit. Les chutes sont en ce cas, fréquentes. Les membres inférieurs, en effet, fléchissent, flageolent sous le poids, trop lourd pour eux, du tronc et de la tête ; les membres supérieurs sont hésitants, peu sûrs dans la préhension et le soutien des objets ; tout le corps se ploie comme en une sorte de caducité précoce.

Système osseux.

Le rachitisme et la carie vertébrale, — qui entraînent à leur suite des déviations et des déformations nuisant à l'harmonie du corps, — sont fréquemment, chez les enfants, consécutifs à la masturbation. Tissot et Rostan en ont vu des exemples. Vanier a écrit dans son ouvrage sur *La cause morale de la circoncision :* « L'influence du mal peut prendre dans l'organisme une autre direction ; il peut porter son action destructive sur le système osseux. On voit alors se produire des déviations et même des déformations considérables de la colonne vertébrale (1). »

Nous aurons l'occasion de citer plus loin une observation où l'onanisme a produit une déformation osseuse.

— J'aurai terminé la longue énumération nosographique des suites de la masturbation lorsque j'aurai nommé quelques autres affections signalées par divers écrivains. L'apoplexie (Curtis), l'induration, les abcès, le cancer du cerveau (Descuret), les anévrysmes, les ruptures du cœur (Rostan), la gastrite, l'hépatite, l'entérite, le diabète sucré (Curtis), ont été considérés comme conséquences de l'onanisme. Mais, comme les preuves manquent pour établir la véracité de ces assertions, je m'abstiens prudemment d'une affirmation, laissant tout entière aux auteurs cités la responsabilité de leur dire.

(1) Page 53.

10.

CHAPITRE VI

Traitement.

Il comporte les trois indications suivantes :

1o Prévenir l'onanisme : c'est le traitement prophylactique ;

2o Déraciner ce vice lorsqu'il est confirmé : c'est le traitement proprement dit ;

3o Débarrasser l'organisme des maladies qui résultent des habitudes masturbatrices : c'est le traitement complémentaire.

La première et la seconde indication doivent seules nous occuper ; quant à la dernière, il ne nous appartient pas d'en parler ici. Elle rentre absolument dans le domaine de la thérapeutique générale. Qu'il me suffise de dire que, l'affection consécutive à l'onanisme étant reconnue et sa cause diagnostiquée, le praticien doit, avant tout, supprimer cette cause primordiale, s'il ne veut pas voir la médication, la mieux appropriée à l'état pathologique du sujet, être presque infailliblement inutile et demeurer inactive ; s'il ne veut pas voir, malgré ses soins, la maladie continuer sa marche comme si rien n'avait été tenté contre elle.

Prophylaxie. — Comment prévenir la masturbation ?

Pour arriver à ce résultat, il faut avoir recours à des précautions : *a*. physiques; *b*. sociales; *c*. intellectuelles et morales.

a. Les parents devront veiller à la propreté des organes sexuels de leur fille, et, dès l'âge le plus tendre, exercer sur ces parties des lavages fréquents, qui empêcheront l'accumulation du smegma entre les grandes et les petites lèvres et sous le prépuce clitoridien. De cette façon, ils éviteront les démangeaisons prurigineuses qui s'y localisent. Un prurit, un intertrigo, un eczéma se produit-il, on se servira des moyens que la thérapeutique indique, et cela sans attendre.

« On s'attachera à combattre, par un traitement
» antiphlogistique approprié, la vaginite érysipé-
» lateuse si commune chez les ouvrières qui sont
» forcées de rester assises une grande partie de la
» journée.

» Un régime, suivi avec exactitude pendant plu-
» sieurs mois, fera presque toujours disparaître l'in-
» flammation dartreuse qui affecte assez fréquem-
» ment les organes sexuels, et qui rend surtout tant

» de pauvres femmes bien plus malheureuses que
» coupables (1). »

On évitera, dans l'alimentation des jeunes filles,
les mets fortement épicés ou excitants, les boissons
spiritueuses ; dans tout traitement le praticien
s'efforcera de laisser de côté les purgatifs drastiques, les lavements irritants, les vésicants, à base
cantharidienne, qui, en congestionnant les organes
du petit bassin, peuvent, nous l'avons dit plus
haut, avoir un résultat fâcheux sur la genèse de
l'onanisme.

On ne mettra les enfants au lit qu'après les
avoir corporellement fatigués par les exercices hygiéniques, parmi lesquels la marche, la course, le
saut et la gymnastique doivent tenir la première
place.

Le lit sera assez dur, exposé dans un lieu frais
sans être humide ; les bras seront placés en dessus
des couvertures. Le sommeil sera de sept à huit
heures au plus et le lever aura lieu sitôt le réveil. L'été, la natation sera nécessaire, et, l'hiver,
on la remplacera par une lotion tiède ou froide
sur les organes externes de la génération, soir et
matin.

La constipation et les oxyures vermiculaires exi-
geront un traitement prompt et efficace.

b. Les parents s'enquerront avec soin des com-

(1) Descuret, ouvr. cit., p. 503.

pagnes de leur fille, pour éviter la contagion de l'exemple; c'est un point essentiel. Jamais, d'ailleurs, on ne laissera les enfants s'isoler dans une amitié trop intime. Dans les couvents, les pensionnats et les écoles, les maîtresses de classe devront voir, grâce à la disposition des tables d'étude faites à jour, tout ce qui se passe dans les salles qu'elles dirigent. Les précepteurs, les institutrices, les valets, les servantes, en un mot toutes les personnes avec lesquelles les enfants pourront avoir des rapports, devront être d'une moralité reconnue, et fera-t-on bien encore d'établir sur elles, loin de se fier bénévolement aux apparences, un contrôle secret, mais constant.

c. Avec un soin jaloux de tous les moments, on s'efforcera d'éviter aux jeunes filles la vue de tableaux et de sculptures obscènes ou voluptueux; on leur interdira le théâtre, la lecture de romans et de livres grivois; on se gardera devant elles de toute conversation licencieuse ou de tout mot à double entente en se basant sur ce sot préjugé qu'elles sont ou trop jeunes pour comprendre, ou assez âgées pour savoir.

Enfin, à un âge qui variera avec la précocité de l'enfant, on n'hésitera pas à indiquer à la jeune fille le rôle que sont destinés à jouer un jour les organes de la génération; cette indication, bien entendu, sera conforme à la bienséance et à la morale. De la sorte, on n'aura plus à craindre les suites toujours désastreuses d'une curiosité incessante et malsaine, qui ne recule devant aucun moyen pour savoir. C'est fort à tort, je pense, qu'on laisse, jusqu'au jour nuptial, les jeunes filles dans l'ignorance absolue de l'usage de certaines parties de leur corps ; elles sentent la réserve que leur oppose une délicatesse morbide, et leur jeune imagination n'en travaille qu'avec plus d'ardeur.

« La réserve, — dit Londe (1), — que la routine
» adopte sur ces matières délicates produit souvent
» de nuisibles effets. Dans ce cas, comme dans mille
» autres, ce ne sont pas les lumières qui nuisent à
» l'homme, mais bien la manière dont il les reçoit ;
» les explications opportunes, données à cet égard
» par des personnes raisonnables, ne peuvent avoir
» qu'un résultat avantageux, puisque pour éviter le
» danger il faut le connaître ; mais la moindre dé-
» couverte faite par un enfant soit dans un livre
» obscène, soit dans la conduite trop peu réservée des
» gens qui l'environnent, peut avoir pour lui des
» suites préjudiciables. »

Cependant, si malgré cette éducation, grâce à un tempérament ardent, à une idiosyncrasie génitale, on supposait la jeune fille prédisposée à la manué- lisation, il ne faudrait point hésiter, si elle était nubile, à la marier le plus vite possible ; si elle

(1) Ouvre, cit., p. 167.

n'était pas dans ce cas, on recourrait aux voyages, aux distractions d'une vie nouvelle; ou bien, **on** chercherait à lui inculquer un goût artistique qui puisse la passionner, tel que le dessin, la peinture, la musique, etc., etc.

Dans tous les cas il faut, autant que possible, fatiguer l'esprit par un travail intellectuel journalier et assidu, — les études n'ont jamais tué personne, a dit M. le professeur G. Sée, dans un cours de clinique à la Charité, — qu'on interrompra de temps en temps par une lecture saine, fortifiante et propre à élever l'intelligence, tout en récréant l'imagination.

Les mesures prophylactiques n'ont pas été employées ou furent inutiles, l'onanisme est confirmé; que faut-il faire pour enrayer et détruire cette habitude vicieuse?

Traitement proprement dit. — Deux ordres de moyens se présentent:

A. Les moyens de douceur, parmi lesquels il faut placer l'emploi des substances médicamenteuses.

B. Les moyens de répression, auxquels se rattachent les procédés chirurgicaux.

A. — Moyens de douceur.

La persuasion et surtout la menace et la peur suffiront chez certains enfants.

Vogel a rapporté un cas curieux de guérison, obtenue par un vieux chirurgien, au nez gros, bourgeonné et rouge, qui menaça une jeune masturbatrice de lui appliquer une emplâtre sur un certain endroit et de venir, avec ses lunettes, visiter la place tous les matins.

Jamais, j'insiste sur ce point, on ne laissera les jeunes coupables seules, surtout la nuit, qu'elles passeront dans le lit d'une personne sûre et de leur sexe ; on agira de même avec les adolescentes. On cherchera à développer chez elles des sentiments généreux, dont la jeunesse est avide et, comme je l'ai déjà dit, une passion avouable et compatible avec la santé. En outre, s'il le faut, sans préambule et brusquement, une personne sérieuse et autorisée leur dira que les manœuvres contre nature ne tarderont guère à les priver de leurs fraîches couleurs et de leur beauté, que remplaceront une pâleur livide et une vieillesse hâtive et hideuse. On les effrayera en les menaçant de publier leurs procédés honteux, sans oublier de leur faire l'énumération des maladies qui sont le résultat de l'onanisme.

« Il ne faudra, — écrit de Bienville (1) avec justesse, — épargner alors à la manuélisatrice ni les » reproches ni les peintures de ce détestable crime

____

(1) *La Nymphomanie ou Traité de la fureur utérine.* Amsterdam, 1778, p. 90.

» dont il faudra lui découvrir et même outrer les
» conséquences fàcheuses. On ne se lassera point
» de lui renouveler tous les jours ces peintures
» capables de lui inspirer de l'horreur pour elle-
» même. On redoublera les soins pour l'empêcher
» de retomber dans un pareil désordre. On ne lui
» permettra jamais d'être seule sous quelque pré-
» texte que ce puisse être, même sous celui de
» vaquer aux besoins naturels ; car j'en connais
» qui m'ont avoué que cette indigne habitude avait
» pris sur elles un tel empire que, se voyant
» observées jour et nuit, elles s'étaient enfin dé-
» cidées à feindre des besoins secrets, pour s'aban-
» donner sans témoins à cette détestable ma-
» nœuvre. »

Il faudra, surtout, en appeler à la raison de la
jeune fille. « Ce serait en vain, — dit Curtis (1), —
qu'on s'appesantirait sur l'infamie de sa conduite
ou sur l'énormité de son crime ; il serait inutile de
lui faire remarquer que son habitude est contraire
aux lois de Dieu et des hommes ; ces leçons de
morale, l'expérience nous le prouve, produisent
peu d'effet sur les jeunes gens, qui, plus encore
que les hommes faits, sont disposés à régler leur
conduite presque uniquement par leur intérêt im-
médiat.

« Avec les personnes adonnées à ce funeste pen-

(1) *De la virilité* p. 85.

chant, on est, en général, trop porté à faire appel à des principes purement abstraits. Il n'y a pas de classe de personnes pour laquelle il soit plus nécessaire, qu'avec les masturbateurs, de surbordonner à l'intérêt personnel, et non à des abstractions, la morale et la vertu qui, au point de vue pratique, ne sont que l'habitude d'accomplir des actions utiles à la société, etc. »

Si la jeune fille est nubile, le mariage est indiqué, mais les parents feront peut-être bien, quand le vice est invétéré, de prévenir l'époux de l'habitude de leur enfant, sous peine de voir le remède inutile.

Je pense convenable de citer ici une méthode préconisée par certains écrivains quand il s'agit de jeunes enfants : Un excellent moyen, selon Debay, c'est de promettre et de donner des récompenses pour un exercice physique, pratiqué avant de se coucher ; par exemple de tirer de l'eau à un puits, faire moudre du café ou tourner un rouet jusqu'à la fatigue ; lorsque le sujet se dit fatigué, l'exciter à tourner encore en doublant la récompense. L'extrême lassitude dans laquelle tombe l'enfant ne lui permet plus de penser à son vice ; à peine jeté sur le lit il s'endort profondément ; et si l'on peut obtenir de lui le même exercice pendant quelques semaines, en variant les récompenses, on obtient un résultat complet.

Cette méthode n'est pas sans valeur ; plus d'une fois elle a été couronnée de succès ; témoin cette observation de Lachaise, rapportée par Menville de Ponsan (1) ;

« Mme B*** me demanda des conseils pour sa
» fille, âgée de sept ans. Cette enfant, qui jusqu'à
» l'âge de cinq ans avait offert tous les traits d'un
» tempérament lymphatique porté à l'extrême, et
» le caractère apathique, qui coïncide ordinaire-
» ment avec cette disposition physique, était tom-
» bée, depuis deux ans, dans un état de maigreur
» affreuse et avait acquis une telle susceptibilité
» nerveuse que les plus légères contrariétés entraî-
» naient chez elle d'horribles convulsions, elle
» avait, en outre, une déviation assez prononcée
» de la colonne vertébrale, et par suite une défor-
» mation de l'épaule droite. Je pensai de suite que
» la masturbation pouvait être la principale cause
» de tout ce désordre ; mais comme Mme B***, gui-
» dée par une réserve et une pudeur mal enten-
» dues, s'était empressée de détruire mes soupçons
» à cet égard, je prescrivis ce que la position
» de la jeune malade exigeait pour l'instant, me
» proposant de rechercher si mon pressentiment
» était fondé. Quelques jours s'étaient à peine
» écoulés, que l'entretien que j'eus avec le mari
» de Mme B*** détruisit mon incertitude et me prouva

(1) Ouvr. cit., tome II, p. 55.

» que la première fois je ne m'étais nullement
» trompé. J'insistai alors sur plusieurs moyens que
» j'avais proposés, mais particulièrement sur l'exer-
» cice auquel j'avais engagé de soumettre le bras
» gauche de cette jeune fille en l'occupant pen-
» dant plusieurs heures de la journée à mouvoir
» circulairement un corps quelconque fixé sur un
» pivot, tel qu'un moulin à café ou tout autre objet
» semblable.

» L'amélioration, qui, dans l'espace de deux
» mois, se fit remarquer dans la santé de la petite
» malade, porta son père à augurer si favorable-
» ment du succès des moyens, d'ailleurs fort
» simples, que j'avais conseillés, qu'étant obligé,
» par ses occupations ordinaires, de passer la plus
» grande partie de la journée hors de chez lui, il
» exigeait très souvent qu'elle commençât, à son
» arrivée, la manœuvre à laquelle on l'avait sou-
» mise, ce qu'elle exécutait de bonne grâce dans
» l'espoir de quelques-unes de ces récompenses
» auxquelles les enfants attachent tant de prix. Il
» remarqua que, toutes les fois qu'elle se livrait à
» cet exercice le soir, quelques moments avant
» de se coucher, elle dormait paisiblement et ren-
» dait inutiles les mesures qu'on avait été, jus-
» qu'alors, forcé de prendre pour maintenir ses
» mains en repos. Dès lors il employa tous les jours
» le même moyen, pour lui procurer une nuit

» exempte de ces agitations si pernicieuses, aux-
» quelles elle se livrait continuellement ; elle
» en perdit non seulement l'habitude mais même
» le souvenir, et recouvra par la suite une santé
» parfaite. »

L'exercice, ne l'oublions pas, est un remède extraordinairement puissant tant au point de vue prophylactique qu'au point de vue curatif de l'onanisme, en même temps qu'il est une nécessité du
développement physique et de la bonne harmonie
des fonctions organiques.

Les exercices, en effet, activent la circulation,
la respiration et favorisent la calorification et l'assimilation.

Sous leur influence, — écrivions-nous dans notre
traité de la *Spermatorrhée*, à propos de la prophylaxie de la masturbation chez l'homme, — sous
leur influence le pouls monte ; le sang, sollicité par
les muscles qui se contractent, est renvoyé plus rapidement au cœur et aux poumons qui l'oxydent ;
l'oxydation, en s'exagérant, fait exhaler plus d'acide
carbonique, la respiration s'accélère donc et la température s'accentue par suite d'une calorification
plus vive.

Quant à la digestion, elle éprouve un grand
bienfait de l'exercice, le meilleur des digestifs
selon l'hygiéniste Fonssagrives ; et si Zylinski dit
que les enfants trouvés de Varsovie, qui travaillent

en plein air, perdent, au début, l'appétit, il se hâte d'ajouter que peu après on est forcé d'augmenter leur nourriture. Qui ne sait, d'ailleurs, la voracité des gymnasiarques ?

Les sujets soumis aux exercices maigrissent, il est vrai, mais ils ne perdent que de la graisse ; leurs muscles, au contraire, deviennent plus volumineux et plus fermes, leur cage thoracique plus ample, leur marche plus légère et plus sûre, leurs mouvements plus énergiques et plus prompts, plus dégagés et plus souples.

Nécessitant un fort courant nerveux des centres aux organes en mouvement, l'exercice produit bientôt une tranquillité de la masse cérébro-spinale, une diminution de l'excitabilité, et procure un sommeil calme et fortifiant, d'où s'ensuivent un esprit plus clair et plus vif, et une mémoire plus fidèle.

Les exercices, quels qu'ils soient, prolongés et souvent répétés, sont utiles aux adultes et à la jeunesse, parce qu'en fortifiant le corps ils le fatiguent et détournent puissamment l'esprit de toute conception malsaine et érotique.

Pour la femme mariée, le médecin possède un remède puissant, je veux dire la mise en jeu du sentiment maternel. Je cède à cet endroit la place à une plume moins inhabile et plus autorisée :

« Le médecin sera toujours cru lorsqu'il fera

» remonter jusqu'à elle (la masturbation) la stéri-
» lité future ou présente d'une femme. Il peut même
» aller plus loin et réveiller, toujours au nom du
» sentiment de la maternité, les désirs et les plai-
» sirs sexuels que l'onanisme avait glacés ; il suffit
» d'évoquer la nécessité de la volupté dans le coït,
» pour que l'imagination retrouve les douces ima-
» ges, et par suite, les ineffables sensations, compa-
» gnes de l'amour.

» Mais qu'en de pareils conseils préside une
» sage prudence ; car presque toutes les femmes
» savent que la fécondation ne s'accomplit pas fa-
» talement au sein de la volupté, et elles pour-
» ront sur ce point citer l'exemple de telles ou
» telles de leurs amies, qui sont devenues en-
» ceintes au milieu de l'indifférence vénérienne la
» plus complète. Il faut, en semblable circonstance,
» prévenir tout conflit entre le médecin et la ma-
» lade, parce que celle-ci, en une matière qu'elle
» croit être plus de la compétence de son sexe
» que de celle de l'homme de l'art, s'en référera
» toujours à l'expérience acquise soit par elle-même,
» soit par ses compagnes ; aussi, je le répète, la
» plus grande circonspection devra être observée
» sur ce point.

» .... Mais si le médecin échoue sur ce point,
» c'est-à-dire s'il ne peut convaincre la femme de
» la nécessité du plaisir sexuel pour la fécondation

» ou s'il s'adresse à une femme enceinte ou déjà
» mère, il lui reste la ressource de plaider la cause
» des enfants et de les lui montrer frappés de
» rachitisme ou de scrofules : rarement une femme
» résiste à de pareils arguments, car dans ses
» rêves dorés de jeune fille ou de mère elle donne
» à ses enfants une beauté idéale et une santé im-
» possible.

» Je le répète, le sentiment de la maternité
» adroitement dirigé est, chez les masturbatrices,
» un moyen puissant non seulement pour les ar-
» racher à leurs funestes habitudes, mais encore,
» dans quelques circonstances, pour éveiller en
» leur imagination les tendres pensées et les amou-
» reux désirs (1). »

Médicaments. — La thérapeutique met à notre
disposition un certain nombre de substances qui,
par leurs propriétés sédatives locales et générales,
ont une influence remarquable sur l'appareil génital. Ces agents médicamenteux, qui endorment la
vitalité spéciale des parties sexuelles et annihilent
les désirs vénériens physiques, ne doivent pas
être négligés dans le traitement de la masturbation.

Signalons, parmi les plus sûrs des anaphrodisiaques, le camphre, le lupulin, la digitale, le
seigle ergoté, la belladone, la valériane et le va-

(1) Roubaud, ouvr. cit., p. 559 et suiv.

lérianate de zinc, le sulfate de quinine et les bromures de potassium, de sodium et de camphre.

Le camphre à petite dose, — 20 à 50 centigrammes en 24 heures, — est un anesthésique général, un antispasmodique et un sédatif particulier des organes génitaux.

Le lupulin, fraîchement recueilli, — à la dose de 1^{gr},30 à 1^{gr},50, — est un antiaphrodisiaque puissant et un hypnotique.

La digitale ralentit le mouvement circulatoire et calme l'éréthisme nerveux ; on la doit donner sous forme de poudre de feuilles à la dose de 10 à 30 centigrammes, pendant quelques jours seulement.

Le seigle ergoté, à tort, placé parmi les excitants génitaux, est au contraire un sédatif puissant ; il ralentit la circulation, anémie les centres nerveux et détermine une diminution du pouvoir réflexe. Cette propriété le rend tout particulièrement utile dans la masturbation, contre laquelle on l'administre en poudre fraîche — à la dose de 0^{gr},30 à 0^{gr},50 par jour.

La belladone à petite dose, — 1 à 5 centigrammes de poudre par 24 heures, — loin de produire l'éréthisme génital qu'elle provoque à dose élevée, le calme, au contraire, grâce à son action particulière sur la sensibilité réflexe, qu'elle amoindrit.

11.

La valériane et le valérianate de zinc modifient avantageusement les accidents nerveux dus à l'irritation cérébro-spinale. A ce titre, ces médicaments sont indiqués dans la masturbation. La valériane se conseille sous forme d'essence, — 30 à 50 centigrammes dans une potion ; le valérianate de zinc se donne à la dose de 5 à 10 centigrammes et plus.

Le sulfate de quinine abaisse la température, modère la circulation, diminue la sensibilité générale, et combat l'éréthisme nerveux et l'insomnie. Il se prescrit, dans ce but, à petite dose — 5 à 10 centigrammes.

Le bromure de potassium possède une propriété déprimante telle qu'il détermine, lorsqu'on le continue durant un certain temps, une torpeur génésique qui peut aller jusqu'à l'impuissance temporaire. Cet agent stupéfiant, ce sédatif de la sensibilité réflexe et du système sensitivo-moteur est précieux aussi comme hypnotique, et se trouve naturellement indiqué dans le traitement de la masturbation. La dose est de — 1 à 5 et même 8 grammes en 24 heures, en allant graduellement.

Ce que nous disons du bromure de potassium s'applique au bromure de sodium qui a l'avantage de ne pas amener, à haute dose, comme le premier, l'affaiblissement musculaire et la paralysie des sphincters, cette caractéristique des sels de potassium.

On l'administre aux mêmes doses que le bromure de potassium, bien qu'on puisse sans danger en donner davantage.

Le monobromure de camphre est un excellent agent qui réunit les propriétés synergiques du camphre et du brome. La dose est de — 0^{gr},10 à 1^{gr},20.

Notons, en finissant, que Bourgeois considère le soufre, continué durant six semaines et suivi de l'emploi du carbonate de chaux, comme un remède des plus puissants.

Cet aperçu sommaire semblerait faire croire que la matière médicale peut se rendre facilement maîtresse de la masturbation et qu'il suffit d'administrer un ou plusieurs des médicaments précités pour voir cesser tout d'un coup l'onanisme.

Il n'en est malheureusement pas ainsi.

La manuélisation n'est pas la conséquence d'une cause unique, de l'excitabilité nerveuse des organes génitaux ; elle tient, au contraire, souvent, à des causes multiples et différentes les unes des autres. Elle est de plus une habitude acquise, habitude tant morale que physique ; et nous savons combien est tenace cette habitude, que ne font pas même cesser les souffrances ressenties par les onanistes, persuadées cependant de l'origine de leurs maux !

Ne serait-ce donc pas une erreur grande de penser, comme l'ont fait certains auteurs, qu'un médicament puisse et doive fatalement éteindre la passion, déraciner le vice invétéré, de même qu'il calme le système nerveux surexcité, de même qu'il anéantit le désir physique ?

L'idée de se masturber, — ne l'oublions pas, — vient bien plus souvent de l'esprit que du corps ; aussi les substances plus haut énumérées ne donnent-elles pas toujours le résultat attendu : aussi les moyens médicamenteux sont-ils, à notre avis, presque toujours inférieurs aux moyens moraux et aux moyens hygiéniques.

Est-ce à dire qu'il faut négliger l'emploi des médicaments ? Evidemment non.

Dans bon nombre de cas, ils seront utiles, d'une utilité grande et incontestable ; ils donneront même des effets inespérés, lors, par exemple, que les manœuvres seront encore au début, lors aussi qu'elles tiendront à une modification morbide du système nerveux génital.

En tous cas, ils seront, enfin, d'excellents adjuvants aux traitements hygiénique, intellectuel et chirurgical.

B. — Moyens de répression.

Chez les enfants, trop souvent, la persuasion et les remèdes moraux et médicamenteux, que nous venons d'indiquer, restent sans effet et ne donnent aucun résultat. Il ne faut point alors, dans leur intérêt, hésiter à employer une méthode coercitive, bien que ses conséquences soient loin d'être toujours sûres.

La surveillance la plus minutieuse pèsera sur eux et les suivra partout ; et une correction corporelle leur sera infligée, chaque fois qu'on les surprendra en flagrant délit de manuélisation.

C'est là le premier moyen répressif ; il en est d'autres tour à tour prônés ou décriés ; ce sont 1° l'infibulation, 5° la camisole de force, 3° la ceinture contentive, 4° l'amputation du clitoris et la section des nerfs ischio-clitoridiens. Je dirai quelques mots de chacune de ces méthodes.

Infibulation. — A proprement dire l'infibulation, chez la femme, est une opération qui consiste à passer un anneau entre les grandes lèvres pour en empêcher l'écartement et, partant, tout rapprochement sexuel. C'est un moyen de virginité forcée, employé dans l'Inde et dans quelques contrées de l'Afrique.

Faute d'autre expression, on applique aussi ce nom à une opération, qui a pour but de fermer complètement l'ouverture externe du canal vulvo-vaginal soit, comme au Darfour et en Nubie, en cousant les lèvres génitales des filles en bas âge, soit en taillant, comme le pratiquent certains peuples d'Asie, un lambeau à chaque grande lèvre et en effrontant les plaies à l'aide de la suture. On ménage, toutefois, dans ces deux cas, une petite ouverture pour l'écoulement de l'urine et des règles.

Ces moyens barbares ne peuvent être d'aucune utilité contre la manuélisation. Un simple anneau peut bien empêcher l'introduction du pénis, mais non celle du doigt ou de tout autre engin masturbateur. La suture vulvaire complète ne sera point non plus un obstacle à des pratiques coupables : les attouchements seront médiats au lieu d'être immédiats, mais le but cherché ne sera pas atteint, Je n'ai donc cité cette méthode que pour mémoire, et dans l'intention d'en montrer l'inutilité et d'en conseiller le rejet.

Camisole de force. — La camisole de force est un moyen plus convenable et plus avantageux intrinsèquement et aussi par l'impression qu'il fait sur les enfants. « J'ai vu, — dit Descuret (1), » — un grand nombre d'enfants et d'adultes des » deux sexes tout à fait corrigés à l'aide de ce » traitement continué pendant une année en- » tière. »

Quoi qu'en dise cet éminent moraliste, je ne mets pas une confiance absolue dans ce système. Je ne conteste pas qu'il puisse être d'une grande

(1) Ouvr. cit., p. 501.

utilité chez l'homme, mais il n'en est pas de même chez les femmes, car, — comme le dit avec raison Giraudeau, — elles n'ont pas besoin du secours des mains pour s'irriter voluptueusement. Le mouvement d'une cuisse sur l'autre, le simple contact des parties externes de la génération sur le coin d'une chaise ou d'une table suffisent, pour se masturber, à celles qui en avaient l'habitude.

Cependant il sera bon de commencer les moyens coercitifs par l'application de la camisole de force. Avant d'employer ce moyen, on pourrait peut-être tenter l'usage des gants en toile métallique dont quelques praticiens se sont parfois bien trouvés.

Ceinture contentive. — Un appareil léger et bien conditionné qui boucherait hermétiquement l'orifice vulvaire, tout en écartant un peu les cuisses, et en ménageant une petite ouverture pour le passage de l'urine et des menstrues, rendrait, je pense, un signalé service aux masturbatrices, surtout si son usage était constant : il serait seulement retiré tous les jours, quelques instants, pour les soins de propreté. Tous les appareils actuels sont trop compliqués et trop coûteux ; il serait donc à désirer qu'un bandagiste s'essayât à en fabriquer un plus simple et qui remplît bien les conditions demandées.

Les Circassiennes adaptent à leurs filles une

ceinture génitale, qu'elles portent jusqu'au jour
nuptial ; jadis certains princes, peu confiants en
leurs femmes, leur imposèrent une ceinture de
chasteté ; ne pourrait-on pas employer ce moyen,
primitivement suggéré par la jalousie, à rendre à la
santé de pauvres filles ou femmes égarées par une
passion répugnante et funeste ?

Je sais bien qu'un certain nombre d'hygiénistes
n'ont pas grande confiance dans la ceinture contentive ; les uns croient que l'application d'une
semblable méthode fait plus de mal que de bien,
en faisant éclore ou en irritant l'instinct de la
révolte, l'idée de faire ce qu'on leur défend, qui
se trouvent, disent-ils, à l'état de germe dans tout
enfant. Ce sentiment de perversité est bénévolement
exagéré, je pense, et ne se rencontre que chez
quelques natures profondément vicieuses et heureusement assez rares.

D'autres sont persuadés que la masturbatrice
saura facilement faire bon compte du bandage
protecteur et trouver un moyen d'en rendre la présence inefficace. Réveillé-Parise a rapporté l'observation suivante dont on s'est peut-être trop servi
contre l'utilité de la ceinture contentive :

« Une jeune fille de sept ans dont la santé se
détériorait chaque jour, ayant été prise en flagrant
délit, sa mère, loin de lui adresser le moindre
reproche, lui fit comprendre qu'il était d'usage de

mettre une ceinture d'une forme particulière aux jeunes filles de son âge. Cette ceinture, qui était très bien faite et très exactement appliquée, ayant atteint son but, la santé de l'enfant se rétablit avec rapidité. On s'applaudissait d'avoir réussi, quand on vit les accidents reparaître avec plus de force que précédemment. Examen fait de la ceinture, on trouva qu'elle était intacte et nullement dérangée. Cependant on redoubla de vigilance et on finit par découvrir que l'enfant était parvenue à se masturber au moyen d'une longue plume qu'elle glissait sous la ceinture avec une adresse vraiment infernale. »

Ce n'est là qu'une exception qui n'enlève aucune valeur à la ceinture contentive, mais qui engage à la confectionner avec des soins minutieux.

Parce qu'une enfant douée d'une extrême habileté ou d'une perversité précoce a pu continuer ses manœuvres malgré la présence du bandage, est-ce à dire que toutes les autres fillettes auront la même ingéniosité et arriveront au même résultat? Autant dire alors que le sulfate de quinine n'est pas un antipériodique, parce qu'il n'a pas guéri fatalement tous les cas de fièvres intermittentes.

D'ailleurs, il faut l'avouer, contre la masturbation, nous avons bien peu d'armes, et celles que nous possédons, ne fussent-elles pas d'une précision indiscutable, doivent être employées faute d'autres.

Clitoridectomie. — L'amputation ou ablation du clitoris, en divers cas, a été faite et préconisée. Pratiquée à l'aide du bistouri, des ciseaux ou du couteau galvano-caustique, la clitoridectomie semble n'offrir aucune gravité ; il en est de même de la section des nerfs ischio-clitoridiens, qu'on a proposé de lui substituer, mais qui ne la vaut pas.

A notre avis, il faut recourir à cette opération, que les anciens pratiquaient fréquemment, selon Velpeau, pour remédier à la trop grande lubricité des femmes, lorsque les autres méthodes curatives auront échoué.

Le professeur Braun, de Vienne, a émis le même avis dans les *Annales médico-psychologiques*, année 1860. Il dit, en effet, que, lorsque la manuélisation répétée chez des filles, des femmes et surtout des veuves, ayant amené des perturbations physiques et intellectuelles graves, ne cède pas à tout autre moyen thérapeutique, il n'hésite point à recommander la clitoridectomie.

Parfois le succès n'est que temporaire et le vice reparaît. White, à la suite de son observation, reproduite par nous, d'une jeune fille masturbatrice et épileptique guérie par la clitoridectomie, signale deux autres cas où l'amélioration par ce moyen ne fut que momentanée. A. Guérin, nous l'avons vu plus haut, détruisit par le feu le clitoris d'une femme de vingt-sept ans, mais les manœuvres recommencèrent quand la plaie vulvaire fut cicatrisée.

Une jeune personne que la manuélisation avait conduite au marasme, et que Robert avait tout d'abord guérie de sa passion solitaire en lui amputant le clitoris, retomba au bout de quelques mois dans son état primitif par suite de la même cause.

Mais en général l'opération donne le résultat que l'on s'en promet.

En relatant le cas de Robert cité ci-dessus, Velpeau ajoute : « A ce fait j'en opposerai deux qui m'ont procuré la satisfaction de voir, chez deux jeunes filles, l'ablation du clitoris détruire entièrement une fureur utérine qui ne laissait plus à leur famille que le désespoir et l'involontaire désir de voir la mort mettre fin à un cynisme dont le spectacle avait fini par vaincre tous les instincts affectueux pour leur enfant. »

Après avoir relaté un cas de nymphomanie guérie chez une femme de trente-cinq ans par l'ablation du clitoris, Deslandes rapporte l'observation suivante que lui avait communiquée Biett :

Mlle***, âgée de dix ans, d'une constitution

vigoureuse et d'un système musculaire bien prononcé, s'était livrée à l'onanisme depuis l'âge de deux ans. Elle devait cette habitude à sa bonne qui, ayant remarqué qu'en lui chatouillant le clitoris elle apaisait ses cris, ne se fit pas faute d'employer ce dangereux expédient. Cette petite fille apprit de la sorte à porter les mains sur elle, et l'habitude, une fois prise, acquit chaque jour plus d'empire, ce qui finit par causer une détérioration physique et morale profonde. D'abord on ne sut d'où venait ce dépérissement ; mais quand sa cause fut connue, les parents employèrent tous les moyens imaginables pour la détruire. Ils n'y réussirent que pour un temps, la malade sachant trouver des ruses nouvelles pour échapper à leur surveillance. L'intelligence restait stationnaire, et la constitution physique, bien que résistant mieux, subissait des atteintes graves. C'est alors qu'en désespoir de cause on eut recours aux moyens mécaniques. Un appareil construit par M. Lafont fut appliqué, mais, quoique cet appareil parût isoler entièrement les parties génitales, et les préserver de toute espèce d'attouchement, la malade parvint à surmonter ce nouvel obstacle. Les efforts qu'elle faisait pour pénétrer à travers le tissus serré qui s'opposait à ses manœuvres avaient fini par l'enfoncer dans les chairs et à creuser ainsi une plaie dont les douleurs, quoique très vives, ne la retinrent pas. Il y avait déjà huit ans qu'elle se livrait à l'onanisme : tous les moyens tentés l'avaient été vainement, et on pouvait craindre qu'elle tombât dans l'idiotie et l'épuisement. C'est alors que ses parents se décidèrent, après une longue hésitation, à laisser faire l'excision du clitoris. L'opération fut pratiquée le 26 juin 1834, par M. le Dr Jobert, avec un succès complet. La malade retrouva le sommeil qu'elle avait perdu depuis longtemps et reprit du calme.

Richerant, dans sa *Nosologie chirurgicale* (1), se montre partisan de la clitoridectomie, et considère cette opération comme très efficace. Il raconte que Ant. Dubois, à l'exemple de Levret, a cru devoir faire l'amputation clitoridienne chez une jeune fille que la masturbation avait poussée presque au dernier degré du marasme. Cette personne se rendait compte de son état morbide; mais, malgré sa volonté, ne pouvait arriver à vaincre ses désirs. De bonne grâce, elle s'était laissé lier les mains, mais elle avait suppléé à ces organes en se frottant sur une partie saillante du lit; on lui avait lié les jambes avec autant d'insuccès, car le seul mouvement des cuisses l'une sur l'autre ou l'agitation du bassin et des lombes suffisaient à lui procurer le plaisir érotique. En cette occurrence la patiente et ses parents se décidèrent à

(1) 2ᵉ édit., t. IV, p. 326.

recourir à A. Dubois et acceptèrent son avis, c'est-à-dire la clitoridectomie. Le bistouri retrancha d'un seul coup l'organe érectile dont le fer rouge cautérisa le moignon. La jeune fille, guérie de sa dangereuse habitude, recouvra bientôt ses forces et sa santé.

— Une jeune fille de vingt-quatre ans, féroce masturbatrice, en était arrivée peu à peu à un état complet de décadence morale et physique, malgré les soins qu'on lui prodiguait depuis cinq ou six ans. L'examen local permit de voir un clitoris facilement érectile, bien que normal. Le simple toucher de cet organe produisait des accidents convulsifs. L'éréthisme érotique torturait la malade et la forçait à recommencer incessamment des manœuvres qui l'épuisaient de plus en plus. Avec le consentement de sa mère et d'elle-même, et d'après l'avis d'un collègue, le couteau galvano-caustique trancha le clitoris et les petites lèvres. Trois semaines après l'opération, au centre d'une cicatrice unie, on pouvait voir le reste du clitoris, seulement il n'était plus le siège d'une excitabilité morbide. La malade recouvra peu à peu la santé du corps et de l'esprit, et, au bout de deux mois, elle se déclarait heureuse de la clitoridectomie (1).

— Une jeune femme, mariée depuis plusieurs

(1) Braun, *Annales médico-psychologiques*, 1869.

années et stérile, — raconte Debay, — fut amenée au Dr Mondat. Celui-ci reconnut une masturbatrice invétérée qui préférait de beaucoup les plaisirs solitaires à ceux du mariage. Avec l'avis des Drs Dubois et Pelletan, le Dr Mondat pratiqua l'amputation du clitoris. Neuf mois après l'opération, la jeune femme accouchait, aimait son mari et avait oublié la masturbation.

Plusieurs personnes, — écrit Deslandes, — éprouvent, à l'égard de la clitoridectomie, certains scrupules et se demandent si quelqu'un a le droit, en la proposant et en la pratiquant, de trancher ainsi dans leur racine des jouissances qui auraient pu être le charme de la vie.

Cet auteur répond très bien qu'il n'y a pas à hésiter à faire cette opération quand il s'agit de sauver une existence, de conserver ou de rendre des facultés prêtes à s'anéantir. Ceci est absolument juste.

Il ajoute aussi que rien ne prouve que l'ablation du clitoris doive étouffer pour toujours le sens vénérien.

Il aurait pu être plus affirmatif. Le clitoris n'est pas le seul foyer érotique de la femme, s'il est le plus ardent : la masturbation vaginale et utérine le prouve surabondamment.

Après l'extirpation clitoridienne, la femme n'est pas privée du plaisir que développent les frottements péniens sur la muqueuse vulvo-vaginale. Et nous serions tentés de croire que, dans les cas où la clitoridectomie n'a pas arrêté les manœuvres onaniques, on avait affaire à des femmes qui ne polluaient pas leur clitoris mais tout autre point des parties génitales, ou qui, se sachant privées de cet instrument de volupté, ont alors, dans leur ingéniosité maladive, dirigé leurs pratiques manuélisatrices sur le vagin, la matrice ou l'urèthre. Cette observation de Braun confirme une partie de ce que nous avançons et prouve qu'une clitoridectomisée peut encore éprouver la sensation voluptueuse :

Une femme de vingt-cinq ans qui avait déjà eu une grossesse, suivie d'avortement, était en proie à une exaltation de désirs sexuels sans exemple et s'adonnait au plus haut degré à la masturbation. Ces accidents joint à une surexcitabilité générale du système nerveux la rendaient incapable de tout travail. L'examen local fit constater l'hypertrophie du clitoris et des petites lèvres.

Après l'emploi infructueux des différents moyens de traitement, l'amputation du clitoris fut décidée d'un commun accord entre le chirurgien et la malade et exécutée à l'aide d'un couteau galvano-caustique.

Le résultat fut des plus favorables. La malade

fut débarrassée de sa surexcitabilité nerveuse et de son exaltation génitale, sans que, de son propre aveu, les sensations propres à la pratique du coït fussent en quoi que ce soit compromises (1).

Je termine ici ce qui est relatif au traitement de la masturbation en signalant un moyen thérapeutique facile et qui m'a réussi plus d'une fois chez des enfants et chez des femmes.

Il consiste à cautériser modérément avec le crayon de nitrate argentique toute la surface de la vulve sans oublier le gland clitoridien ni les deux faces du capuchon de cet organe.

A la brûlure cuisante du début, dont la durée est d'environ deux heures, succède, pendant six à huit jours et plus, une sensibilité morbide, supportable quand on ne touche pas la muqueuse vulvaire, mais qui devient une douleur très vive au contact d'un objet quelconque et à plus forte raison sous les frottements du doigt.

Mise ainsi dans l'impossibilité de se manuéliser, la fillette ou la femme interrompt forcément, durant un laps de temps assez long, la suite ordinaire de ses pratiques, et, si la cautérisation est renouvelée, arrive peu à peu à en perdre l'habitude, ainsi que nous l'avons vu et comme nous l'annoncions plus haut.

(1) *Loc. cit.*

CHAPITRE VII

Conclusions.

Cette étude consciencieuse, sinon complète, de l'onanisme chez la femme, nous amène aux conclusions suivantes, qui sont le résumé de ce travail :

A. La masturbation féminine existe depuis les temps les plus reculés, d'où elle s'est perpétuée jusqu'à notre époque. Elle sévit dans tous les pays et dans toutes les classes de la société, chez l'enfant et chez l'adulte, chez la riche comme chez la pauvre, chez la femme libre ainsi que chez l'esclave du harem, elle semble plus répandue là où la civilisation est plus avancée, où les mœurs sont plus dépravées, où la précocité sexuelle est plus développée.

B. Ses formes sont variées suivant l'âge, la condition, la façon de vivre, les goûts particuliers du sujet, suivant la connaissance plus ou moins approfondie qu'il a des plaisirs génitaux, suivant son degré de raffinement, sa satiété et l'ingéniosité de son imagination.

C. Ses causes sont aussi nombreuses que différentes. Tantôt elles sont physiques, et parmi celles-ci il faut ranger les climats, les tempéraments, l'idiosyncrasie, les états morbides, tant externes qu'internes, et les actions mécaniques qui développent les désirs vénériens ou éveillent l'idée du plaisir génital. Tantôt elles sont sociales, c'est-à-dire inhérentes à la richesse, à la vie oisive, féconde en excitations de toutes sortes, ou inhérentes à la pauvreté, à la misère, avec sa promiscuité des sexes et la corruption des ateliers.

Souvent la masturbation naît sous le coup d'influences intellectuelles et morales que déterminent une curiosité malsaine, et la volonté d'éprouver des jouissances inconnues qu'éveillent la vue de tableaux obscènes ou de gestes lubriques, la lecture de livres grivois et romanesques, l'audition de conversations érotiques, le spectacle des bals, les représentations théâtrales, l'exemple et sa contagion, les penchants contrariés, les préceptes coupables des domestiques et mêmes des gens chargés de l'éducation de la jeunesse.

Souvent aussi la femme devient onaniste, grâce à des circonstances d'un autre ordre, au premier rang desquelles se placent : 1° le besoin inné du plaisir, à une certaine époque de la vie, et la volonté de satisfaire ce besoin, dont la privent l'impuissance ou l'absence d'un mari, la crainte de la grossesse, la laideur et les infirmités qui l'emprisonnent dans une solitude forcée, la lenteur de la terminaison de l'acte vénérien, fréquente chez bon nombre de femmes, le défaut d'harmonie des organes copulateurs des conjoints, les rapports coïtaux extra-naturels, etc., etc. ; 2° le vif désir de l'homme de voir la sensation érotique, qu'il éprouve, partagée par sa compagne et qui le pousse trop fréquemment à engendrer chez elle, par des modes illicites, le spasme ultime que les moyens physiologiques n'ont pas pu faire naître.

Enfin, parfois, l'hérédité et les interrogations confessionnelles intempestives sont des causes, qu'on ne peut révoquer en doute, du vice de masturbation.

D. On reconnaît l'habitude de l'onanisme à un ensemble de signes physiques et de signes intellectuels et moraux que présente le sujet. La face est languissante, le teint blafard ; les yeux sont ternes, sans éclat ; le regard incertain, timide ; les pupilles sont dilatées et, — signe précieux, — dirigées en haut légèrement en dehors ou en dedans : un cercle brunâtre ou bleuâtre cerne les paupières rouges, alourdies, accolées le matin. Le corps est amaigri, malgré un appétit vorace, et atteint de tremblement partiel ou général ; il est faible, sensible aux agents extérieurs, surtout au froid ; la marche est peu ferme et les mouvements peu précis.

Si l'onaniste porte une plaie en voie de cicatrisation, la cicatrice se fait lentement, se couvre d'ulcérations récentes, particulières, et, selon Baraduc, pathognostiques.

Les organes génitaux sont anormalement développés chez les impubères ; les petites lèvres et le clitoris saillants, turgescents, en une demi-érection continuelle ; l'hymen parfois est déchiré. La vulve et le vagin sont béants et humides ; leur muqueuse, d'un rouge morbide, est excoriée quelquefois, ou le plus souvent elle est pâle et décolorée.

La manuélisatrice aime la solitude ; elle est triste, taciturne, rêveuse, d'un caractère inégal, d'un esprit obtus, incapable d'un travail mental assidu, indifférente aux jeux de son âge, paresseuse, sans mémoire, habituellement menteuse, parfois extraordinairement éprise d'une compagne, c'est-à-dire d'une complice.

E. Les suites de la manuélisation sont plus ou moins graves selon le sujet, selon l'ancienneté du vice, selon surtout la fréquence des manœuvres. Il importe donc beaucoup au pratricien de connaître à fond ce vice et ses conséquences, afin de ne pas rester sans ressources contre beaucoup d'affections, faute d'en savoir l'origine, la provenance, la véritable étiologie.

Les états pathologiques qui reconnaissent la masturbation pour cause sont locaux et généraux.

12.

Parmi les premiers se trouvent : la rougeur, les excoriations de la vulve, la déchirure de l'hymen, l'érythème et l'eczéma des cuisses, la leucorrhée, idiopathique, la vulvite, la vaginite, l'hypersécrétion des glandes de Bartholin et leur inflammation phlegmoneuse, la leucorrhée symptomatique, la métrite aiguë et les diverses métrites chroniques, le relâchement et la chute du vagin, la faiblesse des ligaments utérins et les déplacements de la matrice, les métrorrhagies, peut-être le cancer utérin, l'incontinence d'urine, la cystite, la néphrite, la péritonite partielle et générale, les abcès pelviens, les corps étrangers du vagin, de l'utérus, de la vessie, la syphilis par transmission, la stérilité et l'avortement.

Parmi les maladies générales, notons : l'épilepsie, l'hystérie, la catalepsie, l'extase, l'éclampsie infantile, le nervosisme chronique, les névralgies diverses, la chorée, l'encéphalite, les rammollissements cérébraux et spinaux, la méningite, les paralysies, les troubles sensoriels de l'ouïe, du toucher, du goût, de l'odorat et surtout de la vue (asthénopie, mydriase, photophobie, amaurose) l'imbécillité, l'idiotie, la mélancolie, l'hypocondrie, la manie, la monomanie homicide, la monomanie du vol, la lypémanie, la nymphomanie, la monomanie du suicide, la démence, la paralysie générale, la stupidité. N'oublions pas les troubles affectifs plus légers : la honte, l'irritabilité, l'impatience, l'égoïsme, l'apathie, le manque de volonté et l'aversion pour le mariage et le coït.

Signalons encore la toux, l'essoufflement, les douleurs thoraciques, la respiration suspirieuse, la phthisie, l'enrouement, la laryngite granuleuse, les palpitations du cœur, les lipothymies, la syncope, les maladies cardiaques, larvées et patentes, l'anémie.

Nommons, enfin, la gastralgie et la dyspepsie, l'assimilation incomplète — d'où résultent l'amaigrissement et le marasme, — la flaccidité des muscles, l'amyosthénie, le rachitisme, les déformations du tronc, etc., etc.

F. La prophylaxie de l'onanisme consiste à éviter toutes les causes que nous avons énumérées, et cela à l'aide d'une hygiène bien entendue et bien appliquée, d'une bonne éducation, d'une surveillance occulte mais constante des enfants, et d'un contrôle incessant et secret sur ceux qui les entourent et les servent.

Le traitement curatif est plus difficile ; il ne suffit pas, en effet, de supprimer la cause première, il faut aussi déraciner une habitude des plus tenaces.

A-t-on affaire à des enfants, à des jeunes filles ? on doit tenter les moyens de douceur, les conseils moraux, la peur, les menaces, les réprimandes, les récompenses ? on doit s'adresser à leur raison ;

en même temps on utilise la thérapeutique hygiénique, c'est-à-dire les exercices physiques de toutes
sortes. On détourne la direction vicieuse de leur
imagination en leur inculquant un goût artistique
qui les passionne et les entraîne. On calme l'excitabilité nerveuse de leur appareil génital à l'aide
de médicaments spéciaux qui sont toujours d'excellents adjuvants et suffisent parfois seuls à enrayer
l'habitude, lorsque l'onanisme n'est pas invétéré
ou lorsqu'il dépend d'un trouble irritatif de l'innervation.

Les moyens médicaux sont utiles encore, et souvent
efficaces, chez les adultes, veuves, mariées ou célibataires, qu'une idiosyncrasie, que l'hérédité entraînent
à la recherche de la volupté, que la continence ou
l'abstinence forcée torturent, chez celles aussi dont
le mariage ne calme pas les ardeurs.

Sur les femmes, la parole, les conseils ont plus
de prise que sur les enfants. Le médecin, tantôt
doux, tantôt sévère, s'efforcera d'être persuasif.
Appelant à son aide tout ce qui pourrait attendrir
ou effrayer, il peindra à celle-ci la tristesse d'une
vieillesse précoce, maladive et solitaire; à celle-là
il fera le tableau de la décrépitude physique et intellectuelle vers laquelle elle se précipite; à toutes
il énumèrera complaisamment la longue liste des
maladies du corps et de l'esprit qui vont les at-
teindre sans leur faire grâce, surtout, du cortège

terrifiant des symptômes de l'aliénation mentale.

A l'épouse, il prédira pour elle la stérilité ou l'avortement ; pour ses enfants, si elle peut devenir mère, la laideur, le rachitisme, la scrofule, le nervosisme, l'idiotie, la tuberculose qui les attendent au berceau.

Chez les jeunes sujets, quelquefois aussi chez les adultes, malgré leur bonne volonté de guérir, les moyens moraux et médicamentaux échouent de même que les prescriptions hygiéniques, dont les résultats sont cependant plus certains.

Dans ce cas, il est nécessaire de recourir, sans hésiter, chez les enfants, à la répression, aux corrections corporelles, trop souvent insuffisantes, malheureusement, et aux procédés chirurgicaux, qui trouvent aussi leur emploi chez les grandes personnes dont la volition est trop faible pour résister à la tentation du vice. Les gants métalliques, la camisole de force et la ceinture contentive, surtout, seront mis en usage durant un laps de temps convenable. On essayera ensuite la cautérisation répétée de la surface vulvaire.

Après quoi, si le succès fait défaut, on se déterminera à l'ablation du clitoris ou clitoridectomie, opération qui a réussi plus souvent qu'échoué.

Il est presque exceptionnel que le praticien, avec tous ces moyens différents, patiemment employés, n'arrive point à déraciner l'onanisme, s'il le veut fermement.

Quant aux maris et aux amants, — si nombreux aujourd'hui, — que la dépravation ou une complaisance coupable poussent à faire naître, à l'aide de modes antinaturels, le spasme voluptueux chez les femmes, le médecin leur donnera catégoriquement à entendre qu'ils mettent en danger la santé et même la vie de leurs compagnes. Cette leçon suffira à les arrêter, s'ils ne sont pas tombés dans le dernier degré de l'abjection, s'ils ne sont pas de lâches et ignobles brutes.

TABLE ANALYTIQUE

CHAPITRE VI

CHAPITRE VII